# ASEPSIE

## ET

# ANTISEPSIE

PAR

## Le Dr Auguste MAZET

MÉDECIN DE LA MARINE

« Qui dit antisepsie ne dit pas asepsie. Dans un milieu infecté comme le nôtre, nous croyons que, sans asepsie, l'antisepsie n'est qu'un leurre et expose à de cruels mécomptes. »
« L. TRIPIER *Lyon-Médical*, le 11 déc. 1887. »

PARIS

LIBRAIRIE J.-B. BAILLIÈRE ET FILS

19, rue Hautefeuille, 19

—

1888

# ASEPSIE

## ET

## ANTISEPSIE

# ASEPSIE

ET

# ANTISEPSIE

PAR

## Le Dr Auguste MAZET

MÉDECIN DE LA MARINE

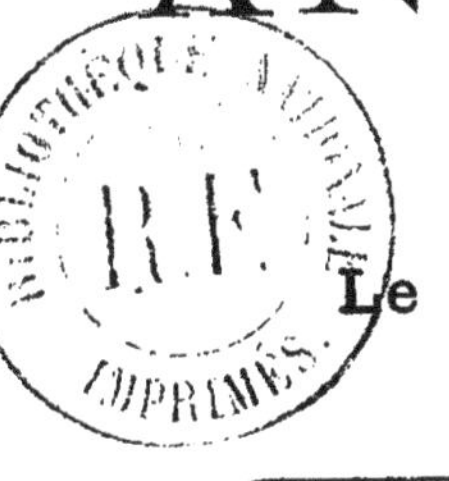



« Qui dit antisepsie ne dit pas asepsie. Dans
un milieu infecté comme le nôtre, nous
croyons que, sans asepsie, l'antisepsie
n'est qu'un leurre et expose à de cruels
mécomptes. »
« L. TRIPIER *Lyon-Médical*, le 11 déc. 1887. »

PARIS

LIBRAIRIE J.-B. BAILLIÈRE ET FILS

19, rue Hautefeuille, 19

—

1888

# ASEPSIE

ET

# ANTISEPSIE

« Qui dit antisepsie ne dit pas asepsie. Dans
un milieu infecté comme le nôtre, nous
croyons que, sans asepsie, l'antisepsie
n'est qu'un leurre et expose à de cruels
mécomptes. »
« L. TRIPIER *Lyon-Médical*, le 11 déc. 1887. »

# INTRODUCTION

« Parmi les causes qui ont empêché jusqu'ici le
« traitement antiseptique d'être généralement reçu, la
« plus nuisible de beaucoup, c'est le doute émis à
« l'égard de son principe fondamental par divers
« auteurs qui se sont déclarés les adversaires de la
« théorie des germes, causes de putréfaction. Une
« autre grande cause d'insuccès, et par suite, de mé-
« contentement à l'égard du système antiseptique,
« c'est le manque d'initiation pratique au traitement
« lui-même. Il faut un apprentissage. » (Lister).
Il n'est plus permis aujourd'hui d'émettre le moindre

doute sur la théorie des germes, tout le monde l'admet sans conteste, et cette première cause d'insuccès disparaît d'elle-même. Nous ne saurions en dire autant de l'apprentissage que les uns font d'une façon plus ou moins complète, et que les autres négligent totalement : ceux-là n'ont pas droit aux bénéfices du pansement antiseptique obtenu à grand prix mais appliqué sans méthode.

Quant à nous, élevé à bonne école, instruit par les nombreux exemples que nous avons eus sous les yeux, dans le service de la clinique chirurgicale de M. le professeur L. Tripier, nous regrettons amèrement de ne pouvoir parfaire notre instruction à peine commencée et qui, malheureusement, restera encore à l'état d'ébauche, par suite des exigences inhérentes à notre position de médecin de la marine. Imbu des principes du maître, nous n'oublierons pas toutefois le précepte sur lequel il a insisté tout particulièrement, qu'il a essayé de faire prévaloir et qui va devenir le fonds sur lequel reposera notre thèse inaugurale, à savoir : « que sans asepsie, l'antisepsie n'est qu'un leurre et expose à de cruels mécomptes. »

Il est indispensable, dès le début, de s'entendre sur la valeur de ces deux mots afin d'éviter dans la suite toute équivoque. Par asepsie, il faut comprendre la stérilisation complète, absolue d'une substance ou d'un liquide ; l'antisepsie est pour nous synonyme d'antimicrobien, de microbicide. Deux exemples feront mieux saisir ce que nous avançons. Ainsi, l'eau stérilisée à la pression de 120°, la ouate, la gaze qui ont été soumises à l'autoclave Chamberland, sont des substances aseptiques, c'est-à-dire, privées de tous germes ; ensemencées, elles ne donneront pas lieu à des générations de microbes, ce sont des substances pures et ne possédant pas d'action offensive contre les germes. L'eau phéniquée, la solution au sublimé, l'iodoforme sont des substances antiseptiques, microbicides, leur qualité maîtresse c'est de détruire *certains* germes. Elles ont une action offensive, comme l'établissent les expériences, mais malheureusement elle n'est efficace que contre certains agents infectieux. Qui plus est, une solution antiseptique peut être infectée et transmettre l'infection si elle n'a pas été préparée avec des soins aseptiques, c'est ce que nous démontrerons plus loin.

L'histoire de l'antisepsie ne comprendra guère pour nous, que la tendance toujours de plus en plus marquée des chirurgiens à se préoccuper de l'asepsie plutôt que de la recherche des substances antiseptiques.

Dans un premier chapitre, nous essaierons de faire ressortir l'impossibilité de préconiser un antiseptique à l'exclusion de tous les autres, aucune des substances ne détruisant tous les microbes, et la nécessité de combiner les deux méthodes : l'asepsie et l'antisepsie.

Le chapitre suivant aura trait à l'asepsie de la salle d'opérations. Nous nous occuperons d'abord du chirurgien, de ses aides, du malade, et nous passerons ensuite à l'étude de l'asepsie des instruments et objets de pansement. Nous terminerons en faisant connaître le *modus faciendi* du pansement basé sur cette méthode.

Enfin, en dernier lieu, seront données les conclusions tirées de l'exposition de notre travail.

Nous réclamons un peu d'indulgence de la part de M. L. Tripier, professeur de clinique chirurgicale, à cause des omissions que nous avons pu commettre dans cette description qui n'est que le résumé succinct de ce que nous avons observé dans son service. Nous prions notre maître de vouloir bien recevoir ici l'hommage de notre gratitude et de notre profonde reconnaissance pour l'honneur qu'il nous a fait en voulant bien accepter la présidence de notre thèse. Nous sommes heureux de pouvoir lui adresser en même temps tous nos remerciements pour les conseils qu'il n'a cessé de nous prodiguer.

Que M. le professeur Arloing, veuille bien agréer nos remerciements pour l'extrême obligeance avec laquelle il nous a accueilli.

M. Gangolphe, chirurgien-major désigné de l'Hôtel-Dieu, nous a tracé la ligne de conduite que nous devions suivre, constamment il a dirigé nos pas avec cette sûreté qui le caractérise et qui nous faisait particulièrement défaut. Nous avons non-seulement profité de ses enseignements, mais nous avons mis largement à contribution les leçons qu'il a faites au personnel hospitalier de la Charité et de l'Hôtel-Dieu. Qu'il nous soit permis de lui témoigner notre vive sympathie et de lui faire parvenir tous nos remerciements, les plus sincères et les mieux mérités, pour les nombreux services qu'il nous a rendus et pour l'empressement qu'il a mis à nous faire son obligé.

Nous remercions M. Barbier, interne des hôpitaux, de la large part qu'il a prise dans les expériences de bactériologie consignées dans ce travail

## — 9 —

## Historique.

Notre intention n'est pas de donner un historique com-
plet de la chirurgie antiseptique, ce serait sortir du cadre
que nous nous sommes tracé. On le trouvera d'ailleurs
fait d'une façon complète et très exacte dans la thèse
d'agrégation de M. Sabatier, de Lyon (1). L'auteur, dans
dans un style net et concis, nous fait suivre pas à pas
les progrès de l'antisepsie à travers les âges. C'est tout
d'abord l'antisepsie inconsciente, irraisonnée, basée sur
l'empirisme qui défile sous nos yeux depuis Hippocrate
jusqu'aux temps modernes. Nous assistons ensuite, au
commencement de notre siècle, à une période dite de
recherches, dans laquelle on remarque la tendance des
chirurgiens à supprimer tout contact avec les plaies de
l'air reconnu coupable de toute putréfaction. A la théorie de l'oxydation, due au génie de Lavoisier, reprise et
soutenue par Gay-Lussac, on doit les tentatives faites
pour obtenir la réunion immédiate. De cette théorie naît
la méthode sous-cutanée avec John Hunter, Abernethy,
Delpech, Dupuytren, l'écrasement linéaire et le drainage
avec Chassaignac. L'occlusion à la baudruche de Lau-
gier, au diachylon de Chassaignac, l'aspiration de Mai-
sonneuve, la ventilation de Buisson, l'occlusion pneu-
matique de J. Guérin datent de cette époque. Plus près
de nous aussi apparaissent le pansement à la ouate

(1) *Des méthodes antiseptiques chez les anciens et chez les
modernes* par le Dᴿ Sabatier, de Lyon, th. agrégation, Paris, 1883.

d'Alphonse Guérin (1870-71), les bains aqueux de Valette et les bains d'huile d'Ollier.

L'antisepsie proprement dite, basée sur la théorie des germes, fait son apparition avec Lister (1865). Le chirurgien d'Edimbourg transporte dans le domaine de la pratique ce que Pasteur, le chimiste français, avait établi par des expériences scientifiques rigoureuses : pas de germes, pas de putréfaction. Détruire les germes qui sont renfermés dans l'air, ceux qui sont en contact direct avec les plaies, tel était le but que l'on devait poursuivre. De là cette recherche de l'antiseptique le meilleur, celui qui détruira tous les germes, recherche qui nous a fait assister à la résurrection d'un nombre incalculable de substances antiseptiques dont il serait difficile de donner la nomenclature. Préconisée tant que la série des succès était ininterrompue, une substance était délaissée lorsque apparaissaient les plus petits échecs qu'on ne manquait pas d'attribuer à son action. Or, ces échecs doivent s'expliquer d'une façon différente, car, nous le démontrerons, aucune substance n'est efficace pour détruire tous les germes.

Tout d'abord, c'est l'acide phénique sur lequel Lister fixe son choix. Employé comme topique sous forme de gaze phéniquée, en pulvérisations (Spray), il constitue le premier pansement antiseptique. Il a conservé de nos jours le rang qu'il avait acquis au début de son emploi et on en fait encore un usage fréquent dans la désinfection des mains et des instruments ; comme topique on n'a plus guère recours à ses services à cause de son action irritante sur les tissus et en particulier sur l'épiderme, ce qui, entre parenthèse, a déterminé son exclusion définitive dans les greffes épidermiques.

. Le chlorure de zinc et l'acide borique sont proposés tour à tour, mais ils ne trouvent leur application que dans des cas particuliers. La naphtaline et le thymol, beaucoup d'autres substances qu'il est inutile d'énumérer jouissent d'une vogue momentanée auprès de leurs auteurs seulement. Koch recommande l'emploi du sublimé qui est un désinfectant par excellence et qui présente l'avantage de pouvoir être utilisé dans des proportions infinitésimales. Schmidt préconise l'acide salicylique auquel on reproche d'arrêter, de suspendre l'activité des germes plutôt que de les détruire.

Enfin, de tous les antiseptiques proposés depuis la création de la méthode, c'est encore à l'un des derniers venus, à l'iodoforme, que l'on est redevable des succès les plus nombreux. Il présente une odeur assez forte, désagréable, que M. Poncet a pu atténuer en l'associant au camphre et qui est totalement masquée par son mélange avec la poudre de café torréfié.

Il semble que l'on ait aujourd'hui épuisé toute la série des antiseptiques. Après avoir fait une sélection complète basée sur les résultats fournis par l'expérience clinique, le choix paraît s'être porté d'une façon définitive sur un petit nombre de substances telles que l'acide phénique, le sublimé, l'iodoforme, le chlorure de zinc, les acides borique et salicylique. Les trois premiers ont donné lieu à des cas d'empoisonnement dus à leur emploi chez de trop jeunes sujets ou bien à leurs doses trop élevées. Ces accidents se sont manifestés fréquemment chez des malades porteurs de lésions viscérales, hépatiques ou rénales plus ou moins latentes. Aussi certains chirurgiens ont-ils cessé l'usage de substances qu'ils avaient auparavant pronées avec enthousiasme : Schede a été jusqu'à dire, à propos de l'iodoforme que sa réputation s'en irait en fumée. Sans adopter d'opinions extrêmes, nous pensons qu'il importe de tenir compte des accidents imputables à l'emploi des antiseptiques.

Ils jouissent tous de propriétés offensives à des degrés divers, mais aucun d'eux ne peut se flatter d'avoir une action destructive sur tous les microbes en général. Certains micro-organismes bien connus résistent à tous les agents chimiques.

Il était donc nécessaire de se lancer dans une autre voie, de poursuivre dans un autre sens le but qui nous échappait, et c'est dans cet ordre d'idées que l'on a eu recours aux agents physiques. Par la chaleur sèche ou humide, à l'aide de l'autoclave de Chamberland, des filtres et des étuves, on cherche à obtenir la stérilisation absolue, l'asepsie, en un mot, des instruments, des objets de pansement de tout ce qui, de près ou de loin, peut être en contact direct ou indirect avec les plaies et causer l'infection.

Les progrès réalisés sont nombreux, et si le problème n'a pas encore été résolu, il n'est peut-être pas bien loin d'avoir une solution. Les antiseptiques nous sont un précieux auxiliaire ; leur concours très efficace perdra de plus en plus de son importance à mesure que l'asepsie gagnera du terrain. L'asepsie, l'antisepsie se prêtent pour l'instant un mutuel appui, et c'est grâce à leur concours simultané que l'on obtient aujourd'hui les brillants résultats qui nous sont fournis par les statistiques prises dans les salles de clinique chirurgicale.

# CHAPITRE PREMIER

---

## Des antiseptiques et de leur insuffisance. — Nécessité de faire de l'asepsie. — Combinaison de l'asepsie et de l'antisepsie.

*L'asepsie constitue véritablement une méthode générale dont l'antisepsie n'est qu'un des procédés.* Tel est le principe que nous tenons à poser dès le début et nous allons essayer de faire voir quelles sont les raisons sur lesquelles il repose.

Au point de vue spécial où nous nous sommes placé, quel est le but que nous cherchons à atteindre ? Arriver, par la stérilisation de tout ce qui peut être mis en contact avec les plaies, à empêcher celles-ci d'être infectées, de suppurer. Or, les antiseptiques sont incapables de nous en fournir les moyens, un certain nombre de microbes résistent totalement à leur action et nous n'en voulons pour preuve que celui de la septicémie gangréneuse contre lequel ils sont toujours restés impuissants.

D'ailleurs, qu'est-ce bien au juste qu'un antiseptique ? Il est difficile d'en donner un sens général, car

une substance qui est antiseptique pour un microbe
ne l'est pas pour les autres ; celle qui sera suscep-
tible de tuer le microbe du charbon restera sans effet
sur un virus moins résistant. Ainsi, le nitrate d'argent
possède une action très efficace sur l'aspergillus niger
à des doses qui le laissent inoffensif vis-à-vis d'un
grand nombre d'organismes inférieurs.

Lorsqu'on dit qu'un antiseptique a une valeur plus
grande qu'un autre, qu'il occupe sur la liste générale
un rang plus élevé, cela ne signifie pas qu'il peut
indistinctement tuer tous les germes et que le praticien
doive en aveugle jeter sur lui son dévolu, en faire un
choix exclusif. Il faut, en effet, tenir compte de nombreuses circonstances et noter, comme le dit M. Duclaux (1), en regard de la dose active : le microbe sur
lequel on opère ; la nature du liquide de culture,
surtout son état d'acidité et d'alcalinité ; la température
de l'action ; la quantité de semence et sa nature,
c'est-à-dire si elle est faite d'adultes ou de spores ;
enfin, la durée de l'expérience c'est-à-dire la période
après laquelle on l'abandonne, la jugeant concluante.
Avant d'être des agents destructeurs de germes, les
antiseptiques sont des agents retardateurs de leur
évolution et telle expérience qui ne donne rien au bout
de 8 jours, par exemple, eût peut-être donné un développement si on l'avait laissée durer davantage.

Deux expérimentateurs, agissant sur un même microbe
avec des agents antiseptiques semblables, n'arriveront
jamais à faire concorder leurs résultats, s'ils ne se

(1) *Annales de l'Institut Pasteur.*

placent dans des conditions identiques. Des expériences faites au mois de juillet, répétées au mois de novembre, donneront dans leurs résultats des différences notables. C'est pour ces motifs que M. Duclaux, au lieu de décrire les antiseptiques suivant un ordre basé sur leur valeur générale, conseillait de les classer par ordre alphabétique.

Chaque microbe ayant une force de résistance variable, il était nécessaire de faire pour chacun d'eux des expériences avec tous les antiseptiques et de classer ces derniers pour chaque cas particulier. C'est ce qu'ont fait MM. Arloing et Cornevin, dans leurs recherches sur le charbon emphysémateux du bœuf, M. Courboulès (1) dans ses études sur le microbe de la septicémie gangréneuse. « Des solutions considérées comme très actives et que M. Miquel, du laboratoire de Montsouris, a encore dernièrement placées au premier rang parmi les antiseptiques, ont donné de très mauvais résultats. Ainsi, l'eau oxygénée, le sublimé corrosif, le nitrate d'argent, qui sont très actifs sur les microbes en général, produisent peu d'effets sur le virus de la septicémie gangréneuse.»

Un an plus tard, M. Truchot renouvelait ces mêmes expériences sur la valeur des antiseptiques à propos du microbe de la septicémie puerpérale. Le tableau qu'il en donne indique le rang qu'ils occupent suivant leur degré d'action, leur pouvoir microbicide. (2)

(1) *Contribution à l'étude de la nature et de la prophylaxie de la septicémie gangréneuse.* Dr Courboulès, Thèse de Lyon 1883.

(2) *Etude expérimentale sur le virus de la septicémie puerpérale.* Dr Truchot. Thèse de Lyon 1884.

1° Substances éminemment antiseptiques :
   Sublimé ;
   Permanganate de potasse ;
   Sulfate de cuivre ;
   Nitrate d'argent.
2° Substances très antiseptiques :
   Essence de térébenthine ;
   Thymol ;
   Sulfate de quinine ;
   Chloral.
3° Substances moins antiseptiques :
   Acide phénique ;
   Acide borique ;
   Acide chromique ;
4° Substances non efficaces :
   Alcool ;
   Acide salicylique ;
   Chlorure de zinc ;
   Eau oxygénée ;
   Acide carbonique.

Nous voyons ici, placés au premier rang, le sublimé et le nitrate d'argent qui n'avaient produit aucun effet sur le virus de la septicémie gangréneuse ; l'acide phénique et le chlorure de zinc occupent les derniers degrés de l'échelle. Quant à l'eau oxygénée, elle apparaît tout à fait sur le dernier plan, elle est inactive sur le microbe de la septicémie puerpérale. D'ailleurs, les expériences toutes récentes de M. Desmoulins (1) ont

(1) *Etude de l'eau oxygénée au point de vue médical.* Thèse de Lyon 1887. Dr Desmoulins.

démontré le peu de confiance que l'on devait accorder à sa valeur antiseptique : elle ne peut exercer une action destructive sur un microbe qu'à la condition de rester longtemps en contact avec lui, sans être décomposée.

Il résulte donc de tous ces travaux qu'il est impossible de donner à un antiseptique une valeur générale, de lui assigner un rang qui puisse faire adopter son usage avec certitude de réussite et en dehors de tous les autres. Chaque microbe a son antiseptique.

Et, même dans un cas particulier, lorsque nous agirons sur un microbe avec l'antiseptique de choix, sommes-nous certains de le tuer ? Ici se pose la question du degré de résistance d'un même microbe placé dans des conditions différentes suivant qu'il sortira d'un milieu plus ou moins favorable, qu'il aura été soumis à l'influence de l'antiseptique, c'est-à-dire qu'il sera ou non acclimaté. Il semble de prime abord que celui qui est déjà gravement atteint doive succomber le premier, il n'en est rien ; car, par le seul fait de l'acclimatement, il a acquis une résistance plus grande. C'est ce qui explique « un certain nombre de contradictions ou d'échecs constatés dans l'étude des antiseptiques et fait comprendre comment certaines médications antiseptiques, très actives à l'origine sur un individu, peuvent devenir peu à peu moins actives ou même rester inertes. » (1)

On a pu, à l'aide de doses croissantes d'un antiseptique, arriver à faire vivre et se reproduire des microbes dans des solutions qui eussent certainement arrêté leur évolution au début.

(1) *Annales de l'Institut Pasteur*.

Dans les pièces de pansement qui nous sont fournies par le commerce, telles que la gaze et le coton phéniqués, l'antiseptique a pu arrêter les germes dans leur reproduction, au moment même où ceux-ci ont été soumis à son action. Mais au bout d'un certain temps, lorsque ces objets nous sont délivrés, lorsqu'ils ont séjourné dans nos salles (à l'abri de tout contact impur), alors ils renferment des microbes et c'est alors aussi que nous nous en servons. Que la présence des microbes soit hors de doute, c'est ce que nous démontreront les expériences de M. Arloing lorsque nous parlerons de la stérilisation de la gaze et du coton. Et pourquoi ces pièces de pansement contiennent-elles des microbes? C'est que l'acide phénique qui avait mis arrêt à leur développement s'est évaporé et que, son action antimicrobienne diminuant, ceux-ci ont trouvé un milieu dans lequel il n'y avait plus qu'un obstacle qui allait toujours en décroissant.

Quel est l'antiseptique que nous choisirons? Ceux qui sont employés dans le service de la clinique chirurgicale de M. Tripier sont :

>Sublimé de 1/1000 à 1/6000.
>Acide phénique de 50/1000 à 25/1000.
>Acide borique 40/1000.
>Acide salicylique 8/1000.
>Chlorure de zinc 8/100.

Quel est celui qui pourra le mieux remplir l'indication? Aucun, si nous avons affaire à de la septicémie gangréneuse, car celle-ci, transmise par les instruments, résiste à tous les antiseptiques et ne cède qu'à la chaleur.

Mais encore, en dehors de ce cas particulier, nous ne

saurions répondre d'une façon catégorique, car chaque antiseptique ayant une action propre sur chaque microbe, il faudrait auparavant connaître le micro-organisme sur lequel on veut agir. Or, il est probable qu'il n'est pas seul, et que d'autres colonies se développent à côté de lui. Nous ne pouvons cependant faire une solution renfermant toutes les substances antiseptiques qui agissent particulièrement sur chacun d'eux; nous prendrons comme antiseptique celui que l'expérience nous aura démontré comme agissant le plus efficacement sur le plus grand nombre. Nous avons fait connaître ceux qui sont d'un usage courant et dont la valeur antiseptique est la plus générale; mais, quel que soit celui auquel nous aurons recours, jamais nous ne pourrons posséder la certitude d'une désinfection complète. Et, alors même que nous aurions à lutter contre un seul virus, nous sommes rien moins que certains de notre réussite, car notre confiance dans l'antiseptique peut être trompée à la suite de conditions indépendantes de son action, telles que celles de chaleur, de contact, etc., que nous avons signalées.

Les antiseptiques sont donc insuffisants : 1° parce qu'ils n'agissent pas sur tous les germes ; 2° parce que certains microbes détruits par tels antiseptiques ne sont même pas influencés par tels autres. D'où cette conséquence, qu'il y aura toujours ou presque toujours des germes contre lesquels ils demeureront sans.effet.

La plupart des agents physiques sont inefficaces à l'égard des microbes : la lumière, les conditions de sécheresse et d'humidité, l'air, n'exercent en somme qu'une médiocre influence. L'action bienfaisante de la lumière est due à la présence de l'oxygène, elle est en rapport avec l'intensité des rayons éclairants (1). Les microbes seront frappés de mort avec d'autant plus de rapidité que l'insolation aura été plus forte. Quant à la sécheresse et à l'humidité, elles agissent, comme nous en avons un exemple dans les thèses de MM. Courboulés et Truchot, de façons bien différentes suivant les micro-organismes. L'humidité, favorable au microbe de la septicémie puerpérale, est nuisible à celui de la septicémie gangréneuse ; il en est de même inversement pour la sécheresse.

Seule, la température nous permet de nous débarrasser des germes infectieux. Les expériences faites par M. Courboulès nous ont démontré d'une façon des plus évidentes comment une solution antiseptique qui n'agissait pas à 3 %, comme l'acide phénique, devenait au contraire d'autant plus efficace qu'elle était portée à une température plus élevée. C'est à la suite d'essais sur l'action de la chaleur qu'il est arrivé à détruire par celle-ci le microbe de la gangrène gazeuse qui avait résisté à tous les agents chimiques.

Ce sont ces faits qui ont conduit M. Tripier à cette idée maîtresse qu'il faut stériliser par la chaleur tout ce qui doit être en contact avec le blessé. De là l'usage de l'étuve à huile, de l'autoclave, de l'étuve magasin et de la stérilisation de l'eau.

Est-ce une raison pour proscrire les antiseptiques ? Non, leur action contre le plus grand nombre des mi-

(1) *De l'influence de la lumière sur les micro-organismes.* Thèse de Lyon 1888, docteur Gaillard.

cro-organismes connus n'étant pas contestable ; il ne faut ni trop exalter ni trop rabaisser leurs avantages, mais savoir en profiter le plus largement possible.

Le chirurgien pourra à son choix, lorsqu'il le jugera convenable, nécessaire, imprégner de substances antiseptiques les objets de pansement dont il voudra se servir, mais à la condition expresse de les avoir préalablement stérilisés. De même il pourra associer la chaleur aux antiseptiques et employer des solutions à des degrés divers de température.

Nous avons vu qu'il était fort difficile de détruire les germes par les antiseptiques, ces derniers sont-ils donc négligeables et peu utiles en présence d'une plaie infectée ? Loin de nous cette pensée ; ce serait commettre une grossière erreur que de nier leur utilité. L'irrigation continue, les cataplasmes et les bains antiseptiques, par leur action mécanique et leur influence microbicide, rendent les plus grands services : ils balayent les germes et tuent ceux qui auraient pu ne pas être entraînés. *Mais il ne faut pas qu'une solution soit un mélange à parties plus ou moins inégales d'eau, de microbes et de substance antiseptique.*

# CHAPITRE II

## Asepsie de la salle d'opérations

*Pour que l'asepsie donne le maximum de résultats, il faut qu'elle soit faite avec autant de rigueur que dans un laboratoire.* Ce principe émis et défendu par M. le professeur L. Tripier est justifié par l'idée que l'on se fait d'un blessé qui constitue, comme l'avance plaisamment M. Gangolphe, *un bouillon de culture qu'il importe de ne pas ensemencer.* Nous l'admettons avec le même empressement que nous avons mis à accepter jusqu'ici les idées, toujours fort justes, qui nous ont été suggérées par notre maître, persuadé que l'on ne doit pas exclure de la clinique chirurgicale les résultats heureux obtenus dans le laboratoire. Nous ne craignons même pas que l'on puisse nous taxer d'exagération, car, du moment qu'il s'agit de l'intérêt des malades confiés à nos soins et qui attendent tout de notre sollicitude, nous ne ferons jamais rien de trop pour remplir dignement notre tâche et nous maintenir à la hauteur de la mission qui nous a été confiée. Ce principe trouvera d'ailleurs son application dans tout ce qui va suivre, les résultats fournis par l'expérience nous seront une preuve suffisante de son exactitude. Plus nous obtiendrons avec de certitude la stérilisation des instruments, des pièces de pansement, la désinfection des mains du chirurgien et de ses aides, celle du malade, plus nous aurons de chances d'éviter la suppuration et d'obtenir la réunion par première intention.

Dans ce chapitre, le plus long et le plus intéressant, nous donnerons une description succincte de la salle d'opérations avec son aménagement tel qu'il existe dans le service de M. le professeur L. Tripier, nous traiterons ensuite des objets de pansement tels que : l'eau, les éponges, les drains, les fils à sutures et à ligatures, le coton et la gaze. Nous nous attacherons surtout à faire ressortir l'avantage qu'il y a à n'employer que des matières préalablement stérilisées, rendues aseptiques, des objets de pansement qui, ne devant servir qu'une seule fois, ne pourront répandre l'infection de proche en proche comme les sangsues *de famille* dont nous avons eu un exemple frappant dans le service de M. Poncet.

## § I. — Salle d'opérations

Si l'antisepsie devait trouver une application légitime, c'est surtout dans nos grands hôpitaux où les malades vivent entassés les uns sur les autres, dans des salles qui sont de véritables lieux d'infection. Les statistiques fournies par Lister, Volkmann, de la mortalité observée dans l'infirmerie d'Edimbourg et dans les hôpitaux de Halle, témoignent du danger qu'il y avait à opérer au sein de ces foyers miasmatiques.

« Quelle que soit l'organisation en face de laquelle on
« se trouve, une première condition s'impose : aucun
« malade ne doit être opéré ni pansé dans les salles.
« Aucune plaie ne doit être découverte ailleurs que dans
« l'amphithéâtre réservé à cet effet. Les salles de l'hô-
« pital le mieux tenues n'auront jamais une atmosphère
« aseptique.

« Il est d'ailleurs difficile de panser convenablement
« un malade placé dans son lit ; toujours il se présente
« une de ces deux alternatives : lavage insuffisant ou
« pièces de literie détrempées par les liquides (1). »

Quelques chirurgiens poussant jusqu'à l'exagération
ont, dans leurs cliniques chirurgicales, multiplié les
salles d'opération. Neuber en a fait construire cinq :
« la première sert pour les plaies fraîches et les extirpa-
tions de tumeurs ; la seconde pour les cas d'érysipèle,
de phlegmons ; la troisième pour les affections chroni-
ques des os et des articulations ; la quatrième pour les
opérations non sanglantes (ruptures d'adhérences, ostéo-
clasie) ; la cinquième enfin pour les examens et les opérations qui se font sur l'appareil genito-urinaire ou in-
testinal (2). » Nous ne croyons pas que Neuber trouve
beaucoup d'imitateurs, son système étant trop compliqué et réclamant un luxe de dépenses que les hôpitaux
même les plus riches ne pourraient se permettre.

Il serait peut-être plus pratique de n'avoir que deux
salles, l'une pour les opérations septiques, l'autre pour
les opérations aseptiques. C'est d'ailleurs l'opinion de

(1) Sabatier, *loc. cit.*
(2) Nussbaum, *le pansement antiseptique, ses principes, ses
nouvelles méthodes*, 2ᵉ édition, 1888.

M. le professeur L. Tripier et c'est ce qui existera dans sa nouvelle installation. Pour le moment, n'ayant à sa disposition qu'une salle d'opérations, il est obligé de tourner la difficulté. Les malades désignés par le chef de clinique sont transportés et pansés dans un ordre toujours le même qui est réglé par leur degré d'infection ; on commence par les moins infectés. Certains jours sont réservés presque exclusivement aux pansements, d'autres aux opérations.

Le transport des malades se fait, soit sur des brancards, soit sur des fauteuils roulants. Les uns et les autres sont munis de matelas recouverts d'une toile cirée. Celle-ci permet d'obtenir facilement leur désinfection après chaque séance, de les débarrasser des souillures qui ont pu les contaminer.

Nous ne donnerons pas comme modèle de construction la salle dans laquelle opère notre maître. Sa construction est de date trop ancienne, elle renferme de trop nombreux recoins où les microbes peuvent élire domicile ; elle est de toutes les salles de l'Hôtel-Dieu, celle qui offre le plus d'inconvénients et qui crée le plus de difficultés dans la réussite des opérations. En outre, ce défaut elle le partage avec toutes les autres, elle est éclairée insuffisamment par une fenêtre latérale au lieu de recevoir la lumière d'en haut.

Son sol est asphalté, incliné de façon à constituer une rigole centrale s'étendant dans tout le sens de la longueur. Cette double condition permet de laver la salle à grande eau et facilite l'écoulement des liquides à l'extérieur. Une disposition identique existe dans la salle d'opérations de l'hôpital de Chartres, construit d'après les indications de Maunoury, qui s'était inspiré, lors de sa dernière visite à l'Hôtel-Dieu de Lyon, des avantages qu'il avait observés dans l'installation du service de M. L. Tripier.

Elle comprend dans son aménagement une quantité d'appareils tels que le filtre de Chamberland pour la stérilisation de l'eau, un autoclave du même nom avec des étuves et des caisses de réserve pour rendre aseptiques et conserver la gaze et le coton, une étuve à huile pour la désinfection des instruments, et enfin des réservoirs pour chaque solution antiseptique. Chacun de ces appareils sera décrit en son lieu et place lorsque nous traiterons des objets de pansements.

Enfin, la salle est maintenue à une température constante qui varie entre 28° et 30° pour éviter le refroidissement des malades. L'expérience a montré que l'ouverture de l'abdomen n'était pas dangereuse si l'on évitait les causes de *refroidissement* et d'*infection*.

Le lavage de la salle se fait à l'eau simple tous les jours après chaque séance ; mais il a lieu d'une façon toute particulière, avec des soins plus méticuleux, une fois par semaine, le samedi. Les murs ne peuvent être lavés de la sorte, car n'ayant pas été construits, disposés pour subir une pareille opération, ils seraient tout de suite détériorés. Dans la prochaine installation ils seront revêtus de stuc, d'un vernis quelconque qui permettra leur désinfection au même titre que celle du sol. Ils seront en outre débarrassés de toutes ces étagères qui ne servent qu'à colliger les poussières de l'air, soulevées au moindre vent.

Quelques auteurs font usage du spray pour désinfecter leurs salles, l'usage a disparu petit à petit de la pratique et, sans recommander les pulvérisations phéniquées, nous ne saurions blâmer ceux qui font fonctionner l'appareil de Richardson avant chaque opération et après chaque séance.

### § II. — DU CHIRURGIEN ET DE SES AIDES

L'opérateur et ses aides portent, sur leurs vêtements et dans leurs mains, nombre d'éléments septiques. Ils n'auraient qu'à les répandre pour les voir se multiplier à l'infini dans un champ quelquefois laborieusement préparé. Les chances de contamination trouveraient en eux un facteur puissant, s'ils ne prenaient toutes les précautions indispensables pour ne pas perdre ceux-là mêmes qu'ils veulent sauver. Qu'il nous suffise de rappeler la conduite de Spencer Wels, pour montrer toute l'importance que l'on doit attacher à la désinfection de l'opérateur et de ses aides. Lorsqu'il devait pratiquer une opération d'ovariotomie, il faisait signer à tout assistant une déclaration écrite, par laquelle il affirmait, sur l'honneur, n'avoir pas assisté à une autopsie depuis une dizaine de jours.

Quelles sont donc les précautions que doivent prendre le chirurgien et ses aides ? En général, ils se débarrassent de leurs vêtements et se désinfectent les mains. Cette dernière opération est la plus laborieuse et la plus difficile à accomplir, car il ne s'agit pas de se laver les mains comme on le fait à chaque instant, lorsqu'on a touché un objet plus ou moins salissant, mais de se les désinfecter dans le vrai sens du mot. Après un simple lavage, les mains qui sont en apparence les plus propres, renferment dans leurs plis de véritables colonies de microbes, et c'est le cas de répéter ici les paroles de M. Fochier : « si la blancheur est le symbole de l'innocence, elle n'est pas toujours celui de l'asepsie. » (1)

Quels sont les moyens de désinfection que nous devrons employer, quelle est la solution antiseptique à laquelle nous accorderons notre préférence ? Le flambage des mains nous offre une sûreté parfaite, mais il est d'une pratique difficile et d'un emploi peu usité. Les antiseptiques sont d'un usage plus fréquent; ceux qui ont été employés sont nombreux, mais ne jouissent pas tous d'une valeur égale.

En général, on débute par un lavage à la brosse et au savon, avec de l'eau chaude ou froide. En dissolvant les corps gras, le savon, et de préférence le savon à la potasse, permet une pénétration plus facile des liquides antiseptiques. La brosse agit mécaniquement et contribue pour une large part à rendre plus prompte et plus intime leur action sur les tissus, mais à une condition toutefois, c'est que les aides n'oublient pas de s'en servir. Le fait est heureusement assez rare et témoigne d'une grande négligence, mais n'aurait-il été constaté qu'une seule fois, qu'il est digne d'être signalé. Il ne faut pas que l'opérateur déjà assez occupé de lui-même, puisse suspecter ses aides, et ceux-ci, devenir pour lui un sujet de méfiance.

Danlos (2) conseille dans le même but que nous avons déjà indiqué, de se servir en premier lieu de la brosse

(1) Leçons professées par M. Gangolphe au personnel de la Charité et de l'Hôtel-Dieu.
(2) *Progrès Médical*, 1886.

et. du savon. Il fait ensuite usage d'une solution de permanganate de potasse titrée à 5/1000 et pouvant être portée à 5/100. Sous l'influence de cette solution, les mains se recouvrent d'une couche de peroxyde de manganèse ayant une coloration brune plus ou moins foncée, suivant le degré de concentration. Il termine enfin par un lavage au bisulfite de soude, au 5$^{me}$, lequel fait disparaître totalement la coloration précédente. Un lavage à l'eau pure entraîne les traces d'acide sulfureux dont les mains sont imprégnées.

Ce luxe de substances crée des complications qui entraînent la perte d'un temps précieux; le but n'est pas atteint pour cela avec plus de certitude.

Kummel (1) a fait de nombreuses expériences après s'être lavé les mains de diverses façons; dans un premier cas, les mains étaient dans un état de propreté relative, dans l'autre elles avaient été souillées. Voici quelles en sont les conclusions :

« 1° Lavage des mains à la brosse pendant trois minutes avec savon et eau chaude, puis pendant une minute avec de l'eau phéniquée à 5 0/0 : absence constante de microbes. »

« 2° Lavage à la brosse pendant cinq minutes avec du savon noir et de l'eau chaude; puis pendant deux minutes, lavage à la brosse avec un mélange d'eau de chlore et d'eau distillée (parties égales de chacune), ou bien avec de l'eau phéniquée à 5 0/0; les mains sont absolument débarrassées de tout microbe. »

« Si, après la brosse et le savon, on se lave les mains

(1) Nussbaum, 2$^e$ édition 1888. *Loc. cit.*

avec différentes solutions antiseptiques, les unes comme les acide borique, thymique, salicylique, ainsi que l'eau stérilisée, n'empêchent nullement les colonies d'apparaître; les autres comme la solution de sublimé 1/1000 ne produisent que rarement une désinfection complète. Seule la solution d'acide phénique à 5/100 empêche le développement de tout germe. » (Vinay).

Mugnai de Rome (1) se lave d'abord les mains avec du savon au sublimé, il les plonge ensuite, pendant deux minutes, dans une solution phéniquée 2 0/0 et en dernier lieu dans une solution au sublimé 1 /1000 pendant tout le temps qui précède l'opération.

M. le professeur Tripier exige de tout son personnel un lavage minutieux avec la brosse et le savon, il veille surtout à ce que ses aides aient les ongles coupés ras. Il leur recommande expressément de ne pas toucher à leurs vêtements, à rien de tout ce qui pourrait leur faire perdre le bénéfice de la désinfection.

Dans le service on se sert exclusivement de la solution phéniquée forte 5 0/0. Cette solution comme dans le cas de Kummel, n'est pas utilisée pour le lavage des mains, on se contente de les tremper dedans à plusieurs reprises. Le professeur lui-même les laisse en contact avec la solution antiseptique pendant tout le temps qu'exigent les préparatifs d'une opération telle que l'ovariotomie. Pendant l'opération elle-même, chaque fois que les mains présentent l'apparence de souillures produites par le sang, de la sérosité ou tout autre liquide, derechef elles sont plongées dans la solution phéniquée.

(1) *Revue de chirurgie*, 10 juin 1888.

Nous ne saurions terminer ce qui a trait à la désinfection des mains par les antiseptiques sans noter une des causes d'insuccès la plus commune peut-être mais aussi la plus ignorée d'un grand nombre des élèves. Il existe, en effet, dans chaque salle, pendu le long du mur, un grand drap auquel les aides viennent tour à tour essuyer leurs mains. Ce n'est pas que nous voulions mettre en doute son excessive propreté mais il est permis de la suspecter quelque peu, lorsque chacun en aura usé une ou plusieurs fois. D'ailleurs, ce linge n'est pas aseptique par lui-même et nous n'ignorons pas les dangers auxquels nous nous exposons en réclamant ses services. Le moyen le plus simple de les éviter, le plus radical mais aussi le plus sûr, serait de le supprimer, de le faire disparaître de la salle à condition toutefois que les élèves ne s'essuient pas à leur sarreau ; ce serait alors tomber de mal en pis.

Ne pas s'essuyer les mains ne constitue pas un désavantage, puisqu'au contraire cela permet de les avoir continuellement humectées d'acide phénique, et notre maître lui-même ne s'essuie jamais les mains lorsqu'il s'agit d'une opération grave ou délicate.

D'un autre côté, si l'on a quelque intérêt à avoir les mains sèches, rien de plus commode que d'avoir continuellement à sa disposition des compresses qui auront été stérilisées dans l'autoclave Chamberland, et que l'on maintiendra, comme le coton, dans des caisses hermétiquement fermées. On les prendra au fur et à mesure que l'on aura besoin de s'en servir.

Avant de pénétrer dans la salle et de se désinfecter

les mains, l'opérateur et ses aides quittent leurs habits
de ville, qui tiennent emprisonnés dans leurs mailles
les microbes rapportés de tous les milieux parcourus.
Ils les suspendent dans des armoires, à des porte-man-
teaux désignés à cet effet, et revêtent le sarreau mili-
taire, une sorte de grande blouse qui les recouvre en
partie, et que l'on soumet à la lessive aussitôt qu'il
présente la moindre trace de souillure.

Si les manches descendaient jusqu'au niveau des poignets, non seulement elles pourraient entraver la liberté
des mouvements, mais elles baigneraient dans la sérosité, dans le pus qui s'écoule des plaies, et deviendraient
des agents de dissémination. Certains chirurgiens se
contentent d'entourer leurs poignets de gaze phéniquée ;
ce mode, efficace dans les petites opérations, ne met pas
à l'abri des liquides infectieux qui, après avoir traversé
la gaze, atteignent les vêtements. Nous préférons de
beaucoup suivre l'exemple de notre maître, qui ordonne
à tous ses aides d'avoir les manches relevées jusqu'au-
dessus des coudes. Cette pratique, en laissant les avant-
bras à nu, facilite leur désinfection, qui est obtenue en
même temps que celle des mains.

## § III. — DU MALADE

Les soins que l'on doit aux malades sont d'une telle
importance que nous ne craignons pas de répéter avec
Lister : « le sort d'un blessé est entièrement dans la
main du médecin qui fait le premier pansement. »

Le chirurgien est appelé à intervenir dans des cas
divers où sa responsabilité n'est pas également en jeu.

Le malade est ou n'est pas infecté, l'opération doit avoir pour siège la surface du corps, l'entrée des cavités naturelles ou bien atteindre les parties profondes.

La description que nous allons donner des soins à prodiguer aux malades, à part quelques modifications, trouvera une application générale.

La peau dans la plus grande partie de son étendue est recouverte de poils. Ceux-ci constituent pour les microbes un excellent lieu de refuge et les cas de récidives d'érysipèle en sont un témoignage vivant. Tout le monde connaît, à l'hôpital Lariboisière, dans le service de M. Bouchard, l'exemple d'un malade à barbe brune et touffue, qui, n'ayant pas consenti à faire le sacrifice d'un si bel ornement, vit sept fois de suite la même affection, l'érysipèle, apparaître avec les mêmes symptômes toujours décroissants dans leur intensité. On a, avec juste raison, comparé les poils aux arbres des forêts qui, dans certaines contrées, protègent les bandits qui les infectent et que le déboisement seul pousse dans leur dernier retranchement.

Il en est de même pour les microbes et nous ne serons certains de leur disparition que lorsque le rasoir aura accompli son œuvre de destruction. Et, il ne faut pas se contenter de raser dans une petite étendue, de mettre à nu une faible surface, de déblayer le terrain juste ce qu'il est nécessaire pour le maniement des instruments, le résultat définitif de l'opération, le champ doit être vaste et reculé à de telles limites que ne pourront atteindre les souillures. Le rasoir sera choisi de préférence aux ciseaux et à tout autre instrument, car il enlève avec plus de sûreté le poil dans sa totalité et ne laisse pas intacts ceux qui sont très fins, peu visibles et partant plus dangereux.

Cette première partie de la toilette du malade terminée, on procède à la désinfection. Elle a lieu par le même procédé que nous avons décrit à propos du lavage des mains, c'est-à-dire à l'aide de la brosse, du savon et de l'acide phénique. Cependant le savon ne remplit pas toujours ici complètement son but; suivant la région, la quantité des matières grasses est parfois très abondante et l'obstacle à la pénétration des antiseptiques persiste. On imbibe alors un tampon de ouate avec de l'éther et on frotte.

La région est ensuite lavée soigneusement à la solution phéniquée forte 5 %; une couche assez épaisse de coton imbibé de la même solution demeure en place jusqu'au moment de l'opération. Toutes ces précautions sont ordinairement prises dès la veille et le jour même elles n'en sont qu'une simple répétition qui doit augmenter encore la sûreté de la désinfection. Il n'y a plus à ce moment qu'à empêcher le malade de s'infecter lui-même et l'on sait avec quelle insistance, inconsciemment il est vrai, il porte les mains sur la partie affectée. On devra se mettre en garde aussi contre les spectateurs qui, pour se rendre un compte exact de la nature de l'affection qu'ils ont sous les yeux, ne trouvent rien de mieux que de se livrer par le palper, avec des mains non désinfectées, à des recherches minutieuses. Nous avons pu juger de toutes les difficultés qui sont créées au professeur, par son propre entourage, nous qui avons commis la faute que nous nous plaisons à signaler. Puisse notre aveu servir de leçon ou tout au moins d'avertissement à nos camarades.

Nous avons jusqu'ici, supposé le siège de l'affection placé superficiellement sur le tégument externe. Ce que nous avons dit s'applique sans restriction à l'entrée des cavités naturelles. Qui plus est, nous ajoutons que c'est là surtout que notre description doit être suivie par les praticiens avec le plus de fidélité. Notre tâche est déjà assez difficile à remplir pour que nous n'ayons pas à lutter encore contre des scrupules mal venus, quelle que soit leur origine. Mieux vaudrait ne pas opérer que de s'exposer à des regrets mortels et d'encourir les reproches d'une conscience froissée.

Supposons, maintenant, que nous avons à faire à un malade déjà infecté, à un ouvrier, un chauffeur ou un mécanicien par exemple, à un de ces nombreux travailleurs qui vivent dans un état de malpropreté constant, par suite des conditions de leur existence sociale. La plaie irrégulière, déchiquetée, soumise au contact de l'air, a été de plus infectée par l'agent vulnérant et par toutes les particules solides, graisseuses, que celui-ci a entraînées sur son passage. Le premier pansement fait par des gens inexpérimentés a pu apporter lui aussi son contingent de matières septiques, et le chirurgien aura à lutter contre des causes d'infection, les unes inhérentes à la condition de l'individu, les autres résultant de l'ignorance, de l'erreur.

Les précautions à prendre sont les mêmes que celles déjà mentionnées; on insistera, toutefois, pendant un temps plus long sur le lavage à la brosse et au savon avant de faire usage des antiseptiques. L'éther a son indication ici toute tracée, il sera employé avec avantage pour dissoudre les corps gras qui avoisinent la plaie.

On veillera principalement à ce qu'aucun corps étranger ne demeure dans quelque anfractuosité. Des irrigations au chlorure de zinc 8 °/₀ seront pratiquées avec le plus grand soin et la plaie sera en dernier lieu saupoudrée avec de l'iodoforme.

Nous terminerons ce paragraphe en donnant quelques indications sur la désinfection du vagin, de l'urèthre, de la vessie et du rectum. En règle générale, on ne se servira *jamais* de l'acide phénique, son action irritante, sensible pour l'épiderme, déterminerait les dangers les plus graves du côté des muqueuses. L'acide borique sera choisi de préférence pour l'œil, la bouche et le nez.

Quelques chirurgiens se contentent de faire dans le vagin des injections à l'eau bouillie ; ce lavage est insuffisant. La solution au sublimé 1/1000 est employée avec beaucoup de circonspection par crainte de l'intoxication due à l'absorption très grande par la muqueuse. On peut cependant, sans grand inconvénient, faire passer jusqu'à deux litres de cette solution et pour plus de sûreté faire une dernière irrigation avec l'acide borique 40/1000. Nous préférons, suivant l'exemple de notre maître, nous en tenir à cette dernière solution, même titre 40/1000 ; elle ne peut causer aucun accident et procure une désinfection suffisante. Avec des tampons de coton on pénètre jusque dans les culs-de-sac que l'on nettoie suffisamment et on laisse à demeure un tampon de gaze iodoformée. Nous ne pouvons que signaler en passant les merveilleux résultats obtenus en obstétrique par l'emploi rigoureux d'une asepsie systématique. Une série de 1125 accouchements faits à la maternité de Lyon, n'a présenté ni morbidité, ni mortalité.

Comme on l'a dit : il y a plus de dangers pour une femme riche d'accoucher dans un hôtel somptueux que pour une ouvrière d'accoucher dans une maternité bien tenue.

Les sondes molles, usitées dans le cathétérisme, seront désinfectées par un courant au sublimé et enduites d'huile iodoformée au moment de l'opération. Après leur usage, elles seront de nouveau désinfectées avec la solution de sublimé, entourées de gaze iodoformée et placées dans une boîte métallique hermétiquement fermée. Les malades se sondant eux-mêmes seront vite au courant de cette pratique.

Les injections d'acide borique 40/1000 qui sont faites dans la vessie doivent, autant que possible, être tièdes, afin de ne pas provoquer de contractions douloureuses. On veillera à ce que la sonde ne soit pas trempée dans le même flacon d'huile iodoformée où l'on plonge les doigts avant l'examen du vagin, du rectum.

Dans les opérations qui se pratiquent sur le rectum (1) et afin d'empêcher celui-ci d'être souillé par le passage des matières fécales, M. le professeur L. Tripier introduit un tube en caoutchouc, à grand diamètre, non perforé sur ses parties latérales et entouré de gaze iodoformée. La gaze est en contact direct avec la plaie ; elle doit déborder l'anus. Le tube, par son extrémité libre, peut être ramené entre les jambes, il permet une sortie facile aux gaz intestinaux. Tout le système devant rester en place, au moins pendant quatre jours, afin de diminuer d'autant les chances d'infection, on a soumis

______

(1) *Etiologie et traitement de la fistule anale.* Francou, thèse. Lyon, 1885.

préalablement le malade à un régime diététique. Mais, ce que l'on a fait surtout et que nous donnons en dernier lieu pour mieux le fixer dans la mémoire, ce sont les lavages fréquents, renouvelés matin et soir afin d'arriver à une désinfection préalable qui est difficile, mais qui doit être complète.

## § IV. — Instruments

Les instruments sont des agents d'infection, ils peuvent transmettre la septicémie d'un malade à un autre. Cette transmission a été surtout observée en ce qui concerne les trocarts, les sondes et les seringues à injection hypodermique, mais elle a lieu d'une façon non moins évidente par tous les instruments.

De là, la nécessité d'obtenir leur stérilisation comme l'ont proposé MM. Chauveau, Arloing, L. Tripier.

Cette nécessité ayant été reconnue par tout le monde, chacun a voulu apporter sa pierre à l'édifice et, grâce à ce concours, nous jouissons aujourd'hui d'une foule de procédés pour obtenir l'asepsie des instruments. Ils ne possèdent pas tous la même valeur, la plupart sont même insuffisants et nous n'en ferons qu'une courte mention. Ce sont tout d'abord, des modifications introduites dans la confection des instruments, ensuite des lavages à la brosse et au savon. Les antiseptiques viennent après ; ils sont reconnus impropres à rendre les services qu'on leur demande. Alors, en dernier lieu, on s'adresse à la chaleur et ses différents modes : le flambage, l'eau bouillante et divers liquides, tels que la glycérine et l'huile, portés au-delà de 100°.

Les modifications apportées dans la construction des instruments ont eu pour but de faciliter leur désinfection et de leur permettre de supporter de hautes températures sans être détériorés. Il en est une seule, parmi toutes, que nous ayons adoptée, celle introduite par notre maître, et conseillée par M. Colin. Il s'agit de la monture anglaise appliquée dans la fixation des manches en bois. « La partie métallique se prolonge dans un manche formé de deux parties latérales ; ces pièces sont fixées non par un ciment, mais par des goupilles. L'instrument est peut-être un peu plus lourd, mais il conserve ses autres qualités et il n'en est que plus solide (1). » Quant à remplacer les manches en bois par des poignées en caoutchouc durci, comme le propose M. Leiter, nous n'y aurions jamais songé, devant faire usage de hautes températures. Les instruments entièrement métalliques présentent de grands inconvénients ; en les rendant lisses, entièrement polis, en un mot, en supprimant les rainures qui existent sur les manches, on ne ferait qu'augmenter leur glissement dans la main du chirurgien, sans trop diminuer leurs chances d'infection. La forme des instruments étant adaptée au rôle qu'ils doivent remplir, il serait parfois difficile sinon impossible de les modifier, mieux vaut s'adresser directement au procédé de stérilisation.

Une cause de contamination fréquente réside dans le passage des instruments entre les mains d'aides nombreux, parfois inexpérimentés, et de spectateurs trop empressés. Nous pouvons affirmer qu'elle n'existe pas dans le service de M. Tripier, car seul, un infirmier in-

(1) Courboulès. Thèse de Lyon, 1883.

telligent, désigné à cet effet, a la charge des instruments et le devoir de les faire passer à l'opérateur lorsque celui-ci les demande. De plus, leur nombre est très restreint, on ne fait usage que de ceux qui sont désignés la veille pour les opérations que l'on doit pratiquer le lendemain. Enfin, une dernière recommandation que le maître adresse chaque jour à ses élèves, c'est de ne jamais laisser traîner un instrument sur la table d'opérations ou sur le malade.

Nous avons vu, en parlant de la désinfection des mains, que le lavage à la brosse et au savon était tout à fait illusoire, au point de vue qui nous occupe. Le résultat étant le même en ce qui concerne les instruments, cela nous dispense de tout commentaire. Il serait, d'ailleurs, impossible de le pratiquer pour les aiguilles, les sondes, les canules, tous les instruments qui sont perforés ou qui offrent des pointes acérées.

Des antiseptiques qui ont été employés, nous ne voulons en retenir que deux, le sublimé et l'acide phénique. Le premier a certainement un pouvoir microbicide très grand et très puissant, mais il ne rachète pas les inconvénients qu'il occasionne. En effet, sous son influence, les instruments noircissent, sont altérés, et le tranchant des lames est émoussé. Quant à l'acide phénique, les opinions, basées sur des expériences sérieuses, ont été longtemps partagées sur sa valeur réelle. Ce que nous savons, c'est que des cultures ont été obtenues avec des débris d'instruments désinfectés à l'acide phénique, et que la solution 3 %, contrairement à l'avis de Gartner, est inefficace. Il n'en est pas de même pour la solution forte 5 %, que M. Terrillon traite de trompe-l'œil, dans laquelle on a trouvé des microbes, et qui, cependant, au bout de 10 minutes pour les uns, de 20 à 30 minutes pour les autres, stériliserait les objets placés à son contact. L'acide phénique a, toutefois, l'avantage de ne pas détériorer les instruments, de ne pas émousser sensiblement leur tranchant.

La question de l'emploi de l'eau bouillante est pleine de controverses; dans les deux camps on s'appuie sur les expériences de M. Pasteur, les uns pour l'adopter dans leur service, les autres pour la rejeter. Dans le dernier congrès d'ophtalmologie (7 mai 1888), MM. Abadie et Panas ont émis des opinions diamétralement opposées, et, dans une clinique sur l'eau bouillante, M. Terrillon se prononce carrément pour l'usage de cette dernière.

Il résulte cependant des expériences de M. Pasteur, qu'à 100° tous les éléments pathogènes ne sont pas détruits. Il existe des spores, qu'on a cherché à détruire dans la désinfection des éponges par la méthode des ébullitions successives, qui ne demandent, pour se développer, que les conditions favorables qui leur seront fournies par le pansement. « M. Terrillon ose affirmer qu'en chirurgie, il ne redoute que les accidents immédiats, et qu'il n'a pas peur des germes que l'eau bouillante arrête momentanément dans leur développement : nous nous inclinons volontiers devant la haute compétence de notre maître, mais nous avouons ne pas comprendre pourquoi il rejette l'utilité d'atteindre les 120° de température exigés pour une destruction des microbes et des germes. Il rejette cette utilité parce qu'il faut des appareils spéciaux, coûteux et portatifs » (1).

(I) *Revue spéciale de l'antisepsie*, 25 juin 1888.

Le procédé, dit de flambage, recommandé par MM. Pasteur et Chauveau, est un de ceux qui donnerait la stérilisation la plus parfaite s'il était applicable à tous les instruments. La haute température à laquelle peuvent être portés les stylets, les sondes cannelées, est une sûre garantie de leur désinfection. Malheureusement, celle-ci ne peut être obtenue pour l'extrémité tenue à la main, et encore n'est-on pas certain de toujours atteindre le degré de chaleur nécessaire. Les sondes, les trocarts, tous les instruments creux sont désinfectés à l'aide de l'alcool qui brûle pendant un temps très court. Il ne possède pas toute notre confiance, car les flammes n'atteignent pas les instruments dans la partie qui repose, et le degré de température n'est pas toujours assez élevé. Dans la campagne, où le nécessaire fait souvent défaut, on pourra avec quelque avantage, user d'un simple bouchon de paille au besoin.

Nous arrivons enfin au procédé de choix, celui de l'étuve à huile, construite sur les conseils de M. Arloing, et qui fonctionne depuis six ans dans le service de la clinique chirurgicale de M. le professeur Tripier. Nous en empruntons la description à la thèse de M. Courboulès (de Lyon), mais nous tenons auparavant à affirmer son origine lyonnaise, et mettre en garde ceux qui pourraient croire à son importation, car la description qui en a été faite à Berne n'est que l'écho sans aveu des paroles de notre maître.

L'appareil se compose d'une caisse en laiton de 40 cent. de longueur sur 27 de hauteur et 20 de large. Cette caisse est destinée à recevoir de l'huile que l'on porte à une température donnée, et dans laquelle on plonge les instruments. Sous le bain est un brûleur, entretenu par une source de gaz.

Le gaz, avant de pénétrer dans le brûleur, passe dans un régulateur d'Arsonval, qui sert à maintenir la température à un degré déterminé. Celle-ci est indiquée par un thermomètre qui plonge dans le même compartiment que la chambre à air du régulateur. L'arrivée du gaz dans le brûleur est constamment assurée par le tube à sauterelle.

Si l'on examine l'appareil sur une coupe verticale on voit que le bassin est divisé en plusieurs compartiments de grandeur différente selon les instruments qu'ils sont destinés à recevoir. Ces compartiments communiquent entre eux à travers un double fond dont la partie supérieure est percée de trous, de manière que la chaleur s'équilibre dans la masse du bain d'huile. Le fond des compartiments destinés aux scies, aux couteaux d'amputation, est garni de plaques de liège empêchant les pointes et les tranchants de s'émousser sur le fond métallique.

Pour les petits instruments, tels que les pinces hémostatiques, les bistouris, les ciseaux, M. L. Tripier a fait construire de petits paniers tressés en fil de fer recuit, dans lesquels on met ces instruments quand on veut les passer au bain d'huile.

Il faut chauffer de 120° à 130° pendant dix minutes, opération qui demande trois quarts d'heure. On les place ensuite dans une solution d'acide phénique à 50 pour 1000, que l'on prend la précaution de chauffer à 70 ou 80°, afin d'éviter la détrempe.

Avant l'introduction du chauffage des instruments

dans son service, M. L. Tripier avait eu, dans le courant de la même année, à déplorer cinq cas de septicémie gangréneuse, le jour même de l'opération. Depuis, dans le cours de la première année, on n'avait observé aucun cas de pyohémie, érysipèle, pourriture d'hôpital, tétanos, septicémie gangréneuse, et jusqu'à ce jour les premiers résultats ne se sont pas encore démentis. Il est permis d'en conclure que la méthode de chauffage préconisée par MM. Chauveau et Arloing, est supérieure à toutes celles mises en usage car elle nous permet d'atteindre le but de nos recherches, c'est-à-dire l'asepsie absolue des instruments.

M. Redard (1) comparant — à tort selon nous — l'huile bouillante à la glycérine recommandée par M. Miquel, reproche aux deux substances de détruire le ciment, de répandre une épaisse fumée avec une odeur insupportable. Nous nous occuperons seulement de l'huile et nous dirons qu'avant qu'on eut signalé le premier inconvénient, il avait été, au début, reconnu par M. Tripier et combattu avantageusement par l'emploi de la monture anglaise, modification dont nous avons déjà parlé et qui a été acceptée par un grand nombre de chirurgiens. De plus, nous pouvons affirmer, depuis un an que nous suivons le service, ne jamais avoir observé de fumée. L'odeur qui est celle de tous les corps gras n'est perceptible que lorsqu'on est prévenu et que l'on a le nez sur l'appareil.

M. Redard reproche en outre à l'étuve à huile de MM. Tripier et Arloing de nécessiter l'emploi d'un

(1) *Revue de chirurgie*, mai-juin 1888.

régulateur compliqué et coûteux. Si ce reproche est fondé, il ne doit pas cependant être pris en sérieuse considération, car la dépense n'est pas exagérée. La complication nous importe peu, c'est l'affaire du mécanicien, et tout ce que nous pouvons demander à l'appareil, tout ce que nous pouvons désirer, c'est qu'il marche d'une façon régulière. Nous sommes servis à souhait.

Ayant à notre disposition un appareil qui nous donnait toute la sécurité voulue, dans la désinfection des instruments, nous n'avons pas jugé nécessaire d'entreprendre de nouvelles expériences. D'autres se sont livrés à des recherches sur les effets possibles de la chaleur sèche et de la vapeur sous pression entre 110° et 120°. Le D$^r$ Debacker (de Roubaix), à l'aide de son stérilisateur portatif que nous décrivons plus loin, a pu obtenir l'asepsie parfaite ; toutefois elle exige une élévation de température considérable très préjudiciable aux manches des instruments qui se fendillent.

L'autoclave de Chamberland, étant connues ses propriétés stérilisantes, devait être nécessairement appelé à prêter son concours efficace. Sous l'influence de la vapeur sous pression, l'asepsie des instruments est complète, mais ceux-ci se rouillent et ils seraient bien vite mis hors d'usage après un certain nombre d'épreuves.

Nous continuerons donc à nous servir de l'étuve à huile qui nous donne une désinfection tout aussi sûre et ne possède pas d'inconvénients graves ; ceux qu'on lui reproche ne peuvent porter atteinte à la nature intime des instruments, elle a fourni pendant six ans, dans les mains de notre maître, des résultats heureux qui nous indiquent que nous sommes dans la bonne voie.

## § V. — Drains

Il paraît tout naturel, avant de traiter de la désinfection des drains, de démontrer leur utilité dans le traitement des plaies, question qui est à l'ordre du jour.

Pour assurer la guérison rapide d'une plaie, trois conditions sont nécessaires : 1° Eviter tout excès de tension en favorisant l'écoulement, et par conséquent en pratiquant le drainage ; 2° Assurer l'asepsie la plus complète par des lavages antiseptiques et l'application d'objets de pansement stérilisés ; 3° Maintenir les lèvres de la plaie dans un affrontement intime. Ces trois conditions sont exactement remplies par M. L. Tripier, nous le verrons à propos des contre-ouvertures qu'il pratique dans l'application des drains.

M. Trelat (Société de chirurgie, — séance du 29 juin 1888) supprime le premier terme quand les deux autres sont *rigoureusement* remplis. Il admet toutefois qu'il est des cas où le drainage est encore nécessaire, dans les grands traumatismes par exemple, lorsque l'on a affaire à des plaies profondes. Mais il est difficile de s'entendre sur le plus ou moins de profondeur des plaies ; pour nous, du moment qu'on peut faire plonger un drain, la nécessité s'impose. On ne peut jamais assurer un affrontement exact, surtout dans les parties profondes, et c'est là que la sérosité s'accumule, là qu'est le danger. Il peut se former une collection qui en se distendant soulèvera les lambeaux et mettra tout obstacle à la réunion par première intention. Il est nécessaire de permettre un libre écoulement au liquide toutes les fois que l'on pense que la sécrétion sera abondante ou qu'il y aura, malgré tous les soins, quelque chance d'infection.

Lucas Championnière trouve qu'il ne peut y avoir rien de fâcheux dans le drainage, qu'il donne toujours une plus grande sécurité. M. Tripier recommande de drainer largement, et nous ne savons pas que la guérison ait été retardée par la mise en pratique, dans le traitement des plaies, des conseils qu'il nous donne. M. Ollier multiplie les drains, il ouvre aux liquides une large voie et « c'est bien certainement grâce à sa générosité à cet égard qu'il a obtenu de si beaux succès dans le traitement tenace de certaines résections, celles du poignet par exemple (1). » Il faut aussi être bien convaincu que le drain sera toujours plus efficace qu'une incision large et qu'une plaie béante sans tube (Lister).

On a d'ailleurs si bien compris la nécessité de l'emploi des drains que nombre de chirurgiens ont recherché parmi les substances celle qui pouvait le mieux remplir le rôle auquel on la destinait. Chiene d'Edimbourg préconise le catgut, White propose les crins de cheval qui ont été adoptés par Lister, et enfin Neuber (de Kiel) vante les avantages des os de poulet décalcifiés. On a recommandé les tubes de verre, le verre tressé en cordon, et enfin les drains en métal dans les cas d'empyème. Nous citerons aussi les lanières de gaze iodoformée que nous avons vu employer dans le service de M. Poncet, et qui présentent l'avantage d'une désinfec-

_______

(1) Sabatier, *loc. cit.* — M. Gangolphe. *Résection du poignet*, articles publiés dans la *Revue de chirurgie*, 1884 et 1887.

tion assurée. Nous terminerons cette longue liste en nommant les tubes en caoutchouc, dits de Chassaignac, qui sont les plus employés et que nous visons tout particulièrement dans notre description.

On se sert en général des tubes en caoutchouc rouge, à cause de leur souplesse, et, pour les rendre aseptiques, on les plonge dans des bocaux renfermant une solution d'acide phénique 5 %. Le caoutchouc absorbe très bien l'acide phénique et peut être maintenu pendant un temps indéterminé dans cette solution sans être le moindrement détérioré. Telle est la façon la plus simple et la plus commode, usitée dans tous les services de chirurgie, pour désinfecter les tubes de Chassaignac. On peut toutefois, sans altérer leur solidité, les soumettre à l'autoclave et les tremper ensuite dans la solution phéniquée.

Les crins de cheval seront d'abord lavés à l'eau chaude et, au savon pour dissoudre les matières grasses et trempés dans la solution phéniquée 5 %. Les tubes de verre seront désinfectés par l'acide azotique fumant et plus simplement encore par la solution au sublimé 1/1000.

Comment doit-on placer les drains? Nous n'avons pas l'intention d'établir un parallèle entre le mode usité autrefois et celui qui est en honneur aujourd'hui. Qu'il nous suffise de dire qu'on les fait plonger dans les profondeurs de la plaie et qu'une épingle anglaise dite de sûreté ou de nourrices, placée en travers, les empêche d'être absorbés, de disparaître dans la cavité abdominale comme le fait est arrivé à Nussbaum dans un cas d'ovariotomie et à beaucoup d'autres chirurgiens.

*On doit toujours placer les drains en dehors de la ligne de suture* afin de ne pas nuire à l'affrontement des lèvres de la plaie et favoriser leur réunion. C'est dans cette intention que notre maître pratique des contre-ouvertures, en dehors de la ligne de suture, dans tous les points où l'on suppose que les liquides peuvent se réunir et où ils trouveront une issue toute préparée. Ces points siégent généralement dans les parties déclives, mais encore doit-on faire choix de ceux où les cicatrices, après guérison, seront le moins visibles.

M. L. Tripier fait une légère incision à la peau et à l'aide d'une sorte de spéculum, de son *dilatateur gouttière*, il écarte les lèvres de la plaie, pénètre dans le milieu des tissus sans jamais avoir la plus petite hémorrhagie même dans les régions les plus dangereuses telles que le poignet par exemple (1). A travers l'ouverture béante due à l'écartement des branches du dilatateur, il porte avec une pince de Lister le drain qui va se placer de lui-même à la place qu'il doit occuper.

Dès le début on pratique des irrigations, afin de s'assurer que l'écoulement ne rencontrera pas d'entraves et on continue jusqu'à ce que le liquide sorte clair et

(1) Ce dilatateur gouttière, qui est aujourd'hui entre les mains de beaucoup de chirurgiens, est d'un usage courant et qui tend de plus en plus à se généraliser. M. Gangolphe vient même de présenter à la Société des Sciences médicales de Lyon (11 juillet 1888) un trocart cannule, qui, dans le cas de collections purulentes intra-thoraciques, permettra au dilatateur de glisser sûrement et d'ouvrir sans danger, sans crainte de léser aucun organe important, une large voie à la collection. (*Voir la planche qui en donne la reproduction avec la description du manuel opératoire.*)

limpide. On laissera les drains en place pendant 3 ou 4 jours au moins, afin de ne pas détruire les caillots en voie d'organisation et, lorsqu'on les aura sortis, il faudra les laver dans la solution phéniquée forte avant de les remettre en place. Si l'on éprouve de la difficulté à les faire pénétrer, toute insistance pouvant être dangereuse, amener des décollements et créer de l'irritation, on se contentera de couper les drains au ras de la plaie.

Quant à préciser le moment où les drains seront supprimés définitivement, il est impossible de fixer une date, on se basera sur l'abondance des sécrétions. Nous n'avons pas d'ailleurs à nous en préoccuper davantage du moment que nous sommes sûrs de leur désinfection ; c'est l'affaire du chirurgien.

## § VI. — FILS A LIGATURES ET A SUTURES

Nous n'avons pas à nous occuper ici de la préférence accordée par certains auteurs aux fils de soie, de catgut ou d'argent, préférence basée sur leur porosité, leur degré de résistance ou d'absorption, nous sortirions du cadre que nous nous sommes tracé. Nous nous placerons exclusivement sur le terrain de l'asepsie, et, après avoir fait connaître les diverses solutions employées, relaté les expériences qui ont été faites dans le laboratoire, nous indiquerons les préparations de M. L. Tripier.

Les fils de catgut, nés avec la méthode antiseptique, très souvent employés à cause de leur prompte résorption, sont ceux qui ont été soumis aux solutions antiseptiques les plus variées. C'est tout d'abord Lister, leur inventeur, qui les plonge dans une solution d'eau 2 gr., cristaux d'acide phénique 20 gr., et huile d'olive 100 gr. Le catgut devait séjourner dans ce liquide pendant 5 à 6 mois, et surtout ne pas être mis en contact direct avec l'eau ; celle-ci possédait la propriété de donner au catgut une résistance inexpliquée.

Lister s'adressa ensuite aux propriétés de l'acide chromique, et fit plonger pendant 48 heures les fils de catgut dans la solution suivante : acide chromique 1, eau 4000 et acide phénique 200. Ils étaient ensuite mis à sécher, soumis à une certaine tension et conservés dans l'huile phéniquée 20 %.

Dans les deux cas, le chirurgien d'Edimbourg ne s'était préoccupé que de la solidité, et non de l'asepsie de ses fils. Nous verrons dans un instant que la dernière laissait beaucoup à désirer.

Kocher, qui aujourd'hui ne fait plus usage des fils de catgut, conseillait autrefois de les plonger pendant 24 heures dans l'huile de genièvre, et ensuite, pendant le même laps de temps, dans la glycérine ; ils étaient alors enroulés autour d'une bobine de verre et conservés dans l'alcool à 95 %.

Lucas-Championnière donne aujourd'hui un mode de préparation qui se rapproche beaucoup du nôtre : « le catgut est plongé tout d'abord pendant 3 ou 4 heures dans une solution de sublimé, puis, après avoir été grossièrement épongé, on le place pendant huit jours dans de l'huile de bois de genevrier, ce qui lui donne une ténacité et une flexibilité toute spéciale. Cela fait, on le plonge dans l'alcool rectifié, où il reste jusqu'au moment de s'en servir. A ce moment, on le plonge dans la liqueur de Van-Swieten (1).

Quant aux fils de soie, leur usage étant devenu d'autant plus restreint que celui des fils de catgut était devenu plus fréquent, on s'est moins préoccupé de leur désinfection. Ils ont aujourd'hui cependant une certaine tendance à reconquérir une partie du terrain perdu. Nous lisons, en effet, dans l'*Union médicale* de janvier 1888, que M. Kocher ne se sert plus de catgut, parce que, après de nombreuses expériences, il a pu juger de la difficulté de rendre aseptique celui qui est fourni même par les meilleures maisons de commerce. Depuis six mois environ, il fait usage des fils de soie, dont il n'a qu'à se louer.

Il était donc intéressant, en face de pareils résultats, de se livrer à des recherches sur la valeur des antiseptiques employés. Voici ce qui résulte des expériences que nous devons à notre collègue, M. Dor.

Le 5 janvier, il ensemence des ballons avec du catgut chromique, phéniqué, sublimé et à l'huile de genièvre. Le 9, il obtenait les résultats suivants :

| | Ballons employés | Ballons troublés | Ballons non troublés |
|---|---|---|---|
| Catgut chromique | 3 | 3 | 0 |
| « sublimé | 3 | 0 | 3 |
| « phéniqué | 3 | 0 | 3 |
| « huile de genièvre | 3 | 2 | 1 |

Le 12 janvier, les ballons qui contiennent le catgut phéniqué sont troublés. Toutes les précautions avaient

(1) *Revue spéciale de l'antisepsie.*

été prises, et avant d'ensemencer les ballons, les catguts avaient été lavés dans du bouillon stérilisé.

Le 13 janvier, on reçoit de Genève des paquets de soie phéniquée et de soie au sublimé. Après avoir sorti avec des pinces flambées le paquet de son enveloppe, on l'incise et on prend alors 5 à 6 morceaux de 2 à 3 millimètres de longueur de la soie phéniquée et au sublimé, on les dépose dans des ballons de bouillon. Le 23, les quatre ballons renfermant la soie phéniquée étaient troublés ; les quatre qui contenaient la soie au sublimé étaient restés clairs, limpides. Comme les fils de catgut, ils avaient été préalablement lavés dans du bouillon stérilisé.

Nous pourrons donc conclure de ces expériences sommaires que la solution au sublimé est celle qui nous donne le plus de garantie pour la stérilisation des fils de soie et de catgut. L'acide phénique n'a qu'une action limitée à cause de son évaporation.

M. Tripier, pour préparer ses fils de catgut, procède de la manière suivante : il laisse séjourner, pendant 24 heures, les cordes à boyaux dans une solution de sublimé à 1/1000. Elles sont ensuite, pendant 12 heures, placées dans de l'alcool absolu ; on les retire enfin pour les laisser dans l'huile phéniquée 50/1000, préalablement bouillie. Les examens bactériologiques ont prouvé que ce catgut était aseptique.

Les fils de soie sont passés à l'autoclave de Chamberland et plongés ensuite dans une solution alcoolique de sublimé 1/100. La désinfection obtenue par ce mode de préparation est parfaite et ne laisse rien à désirer.

Les fils d'argent, dont on se sert pour les sutures de

plaies tendineuses, du vagin et les fils de fer recuit, usités dans les sutures des plaies de la face, présentent une
surface lisse, commode à désinfecter, sans anfrac-
tuosités où les microbes puissent élire domicile. On se
contente de les soumettre à l'autoclave avant de les
faire baigner dans l'huile phéniquée.

## § VII. — Eponges

Leur nature poreuse, la fréquence de leur emploi dans
les pansements, leur contact intime avec les plaies
qu'elles détergent ont fait des éponges le sujet de discus-
sions les plus vives et les plus passionnées. Un grand
nombre de chirurgiens décrivent des modes variés de
leur désinfection ; quelques-uns les remplacent par de
nouveaux tissus spongieux, d'autres enfin les rayent définitivement de l'arsenal chirurgical et les remplacent par
des tampons de ouate.

Lister continue à s'en servir jusqu'à usure complète,
et dans l'intervalle des opérations il les laisse séjourner
dans l'eau phéniquée. Dans la clientèle, il plonge dans
un vase renfermant de l'eau, les éponges dont il s'est déjà
servi et les y laisse jusqu'à ce que la fibrine qui les imbibe
soit convertie en un liquide filant pouvant être facilement
entraîné par le lavage. Après plusieurs lavages successifs et lorsque l'eau n'est plus colorée, on les trempe
dans une solution d'eau phéniquée 5 %. Même après ces
diverses manipulations, les éponges conservent très
souvent une *odeur putride* dont il est difficile de les
débarrasser et qui n'en est pas moins désagréable quoi-
que la désinfection soit complète en ce qui concerne les
vibrions septiques.

En général, lorsque les éponges sont neuves, on les
débarrasse du sable qu'elles contiennent par un vigou-
reux battage, puis on les lave avec de l'eau chaude et
du savon noir, on les échaude ensuite avec de l'eau
bouillante et ce n'est enfin que lorsque l'eau qui s'écoule
est complètement pure qu'on les met séjourner dans
une solution phéniquée 5 % (Nussbaum). Après chaque opération, Mac-Cormac les lave d'abord avec de
l'eau simple, puis avec une faible solution de soude
pour chasser le sang et les matières qui peuvent les
souiller ; elles sont ensuite placées dans la solution
phéniquée.

Après les avoir privées de leur sable, Billroth les met
dans une solution à 1/1000 ou 1 pour 500 de permanganate de potasse cristallisé, change deux fois la solution
avec laquelle elles doivent être mises en contact pendant
24 heures; il les trempe dans de l'hyposulfite de soude
additionné d'un 5ᵉ d'une solution d'acide chlorhydrique
à 8 %, et les laisse pendant quelques minutes jusqu'à ce
qu'elles soient blanches, avant de les laver à l'eau pure.
Elles séjournent pendant 4 à 5 jours dans de l'eau à 38°
renouvelée chaque jour afin de provoquer la germination
des spores qui auraient pu ne pas être détruites par les
manipulations précédentes et elles sont définitivement
placées dans une solution phéniquée à 5 % ou bichlo-
rurée à 1/1000 renouvelée toutes les 48 heures. Ce n'est
qu'après un séjour de 10 à 15 jours qu'elles sont prêtes
à être employées. Quant aux éponges dont il vient de
faire usage, il se contente de les laver à grande eau pendant 2 à 3 jours pour mettre en liberté le sang coagulé
et les plonge ensuite dans une solution saturée d'hypo-

sulfite de soude avant de les placer dans la liqueur antiseptique.

Kummel les purifie avec un savon de potasse et de l'eau aussi chaude que possible, il les plonge ensuite dans de l'eau chlorée pendant une à deux minutes ou une solution de bichlorure de mercure à 1/1000. Il n'aurait jamais, après cette préparation, pu obtenir de cultures de bactéries.

Voici ce que faisait autrefois M. Tripier : « il garde les éponges communes ; seulement, avant d'être aptes à servir, elles ont subi une série de préparations destinées à les rendre aseptiques et consistant en lavages successifs dans une solution chaude de permanganate de potasse (20 à 30 gr. p. 5 lit.), puis dans une solution d'hyposulfite de soude (15 gr. p. 5 lit.). On les conserve ainsi préparées dans la solution phéniquée 10 °/₀. Mais elles sont réparties suivant les jours de la semaine ; il y a les éponges du lundi, du mardi, etc. ; à chaque jour correspond un vase de dépôt hermétiquement fermé. Quelques heures avant de s'en servir on les retire de la solution au 10ᵉ pour les placer dans une solution à 5 °/₀. Pendant l'opération, un aide spécialement affecté à ce service les exprime et les place dans un vase couvert, d'où il les fait passer à l'opérateur. Souillées de sang, elles sont lavées à l'eau froide, exprimées et portées à nouveau dans la solution forte au 5ᵉ, d'où elles reviennent à la plaie ; sont-elles infectées de pus ? immédiatement considérées comme nuisibles, on les ferme à part dans une boîte à ce réservée et qu'elles ne quitteront que pour être brûlées. (1) Le procédé auquel il a recours

(1) Sabatier *(loc. cil.)*

aujourd'hui a été notablement simplifié comme on pourra
en juger dans un instant.

Quelques chirurgiens se servent de l'eau chaude pour
obtenir la désinfection des éponges; même bouillante,
elle n'est pas toujours efficace pour détruire tous les
germes, les spores résistent à son action. Il est donc
indispensable de mettre les spores dans des conditions
favorables à leur transformation en bactéries et on les
traite alors par de l'eau à 100° : c'est le procédé dit des
ébullitions successives.

La question des éponges a été tout dernièrement
l'objet d'une vive discussion devant la Société de chirurgie, séance du 21 décembre 1887. M. Terrillon y parle
d'un tissu spongieux, spécial, employé en Allemagne et
dans le service de M. Pozzi, mais il ne dit mot de sa
désinfection. MM. Terrier et Lucas-Championnière
exposent les motifs qui leur font préférer les éponges à
tout autre tissu spongieux et font entrer en ligne de
compte la facilité de leur désinfection, surtout lorsqu'on
a fait choix des éponges à larges ostioles des Anglais.
M. Trélat a adopté, dans son service, des tampons de
coton *chimiquement* pur.

Si nous avons exposé longuement les modes usités
pour rendre les éponges aseptiques, c'était pour mieux
montrer leur inefficacité et la tendance de plus en plus
marquée à faire choix d'une autre substance qui joignît
aux qualités de l'éponge celle d'une désinfection facile
à obtenir. Nous ne saurions considérer la présence de
larges ostioles comme une qualité maîtresse, car, si elles
favorisent la pénétration des liquides antiseptiques, elles
donnent aussi libre accès aux microbes d'autant plus

difficiles à déloger qu'ils ont pénétré plus profondément.

Or, dès l'instant que l'eau bouillante était inefficace et les antiseptiques impuissants, on devait tout naturellement songer à la stérilisation par la vapeur surchauffée à l'aide de l'autoclave Chamberland. Des expériences ont été faites et les conclusions ont été si peu satisfaisantes qu'on a dû y renoncer. Les éponges de la grosseur d'une tête d'adulte se ratatinaient, devenaient à peine du volume du poing, formaient un nouveau tissu incapable de rendre le moindre service.

Depuis longtemps déjà, dans la pratique courante, on a remplacé les éponges par des tampons de coton. Ceux-ci, on les a continuellement prêts sous la main : que l'on veuille désinfecter une région, déterger une plaie, pratiquer le tamponnement d'une cavité naturelle. Ayant été préalablement stérilisés à l'autoclave, on n'a plus qu'à les tremper dans une solution antiseptique avant de s'en servir et cela sans crainte de laisser adhérent aux téguments le duvet qu'ils eussent certainement abandonné étant secs. Ils ont l'immense avantage de pouvoir être rejetés après une seule application et par ce fait ils diminuent les chances de transfert des bactéries, celles de contamination d'un malade à un autre et méritent par cela même d'être pris en sérieuse considération.

Jusque dans ces derniers temps, M. le professeur Tripier usait encore des éponges dans les opérations telles que la laparatomie, l'ovariotomie, etc., celles où l'on a besoin de substances qui joignent à leur volume, les propriétés de porosité et d'élasticité afin de pouvoir étancher de larges surfaces et maintenir des parties aussi mobiles que les intestins. Aujourd'hui, tout a été changé, il se sert dans ces grandes opérations du coton stérilisé, qui lui a donné d'aussi merveilleux résultats dans tout le reste de sa pratique. Le seul inconvénient que présentait la ouate était celui de ne pouvoir être facilement maintenue dans la main, de ne pouvoir former un tout compact. Il a disparu, grâce à la tarlatane qui enveloppe de toute part une légère masse de coton, le tout constituant une éponge de nouveau genre. Celle-ci est soumise à l'autoclave Chamberland, peu de temps avant de s'en servir, et l'asepsie est obtenue avec la sûreté la plus parfaite, comme nous le verrons à propos de la stérilisation de la gaze et du coton.

Léon Le Fort faisait usage du coton hydrophile renfermé dans un nouet de tarlatane, mais il ne se plaçait pas à un point de vue antiseptique (1).

Quelques chirurgiens entourent de gaze les tampons ordinaires, nous ne le conseillons pas, cette pratique nous paraît tout au moins inutile.

## § VIII. — GAZE ET COTON

Lorsqu'après avoir pris toutes les précautions antiseptiques exigées pour s'opposer à la suppuration d'une plaie on voit celle-ci se produire, quelle peut en être la cause ? Evidemment, il ne faut pas la chercher dans l'air ambiant, puisque d'après les expériences de Tyndall nous sommes certains que les microbes n'ont pu pénétrer à travers le coton à l'état sec. Elle ne peut exister dans la plaie elle-même, nous sommes sûrs des antisep-

(1) Sabatier *(loc. cit.)*.

tiques avec lesquels nous l'avons constamment arrosée. Elle ne peut donc résider que dans les pièces de pansement et être attribuée à la présence dans leur intérieur de microbes qui ont pu se multiplier grâce à l'évaporation de l'antiseptique employé. C'est ce qui ressort d'ailleurs des expériences de MM. Arloing et Tripier, qui ont prouvé l'existence de microbes dans les objets de pansement fournis par le commerce et concluent à la nécessité pour le chirurgien de les stériliser avant d'en faire usage.

Voici d'ailleurs les expériences qui ont été faites par M. le professeur L. Tripier, dans le service de la clinique chirurgicale et relatées dans le *Lyon Médical*, 11 décembre 1887, auquel nous les empruntons.

« De même que la plupart des chirurgiens qui se servent de gaze phéniquée, nous avons souvent observé de l'érythème, voire même de l'eczéma. Comme, dans ces circonstances, il nous arrivait parfois de voir échouer les réunions par première intention, on pouvait se demander s'il n'y avait pas là une relation de cause à effet, autrement dit, si les résines qu'on incrimine dans ce cas ne pouvaient pas, tantôt produire seulement de l'érythème ou même de l'eczéma, tantôt provoquer tout à la fois de l'érythéme ou de l'eczéma et de la suppuration de la plaie. »

« Pour trancher la question, nous résolûmes de substituer la gaze phéniquée préparée à l'alcool (gaze de Bruns) à la gaze phéniquée ordinaire. A dater de ce moment, plus d'érythème, plus d'eczéma; par contre, les cas de suppuration furent plus fréquents. »

Quelles pouvaient donc être les substances à incriminer : l'acide phénique réputé pour l'irritation qu'il détermine au niveau de l'épiderme, irritation qui a toujours été un obstacle à la réussite dans les greffes épidermiques ; la paraffine qui est considérée comme une substance indifférente par les uns, ayant de la tendance à produire de l'eczéma suivant les autres ou bien enfin la résine. Le changement introduit par l'application de la gaze de Bruns s'explique fort bien par l'évaporation plus rapide de l'acide phénique ; nous avons en effet, d'un côté un contact moins prolongé de l'acide avec les tissus susceptibles d'irritation et de l'autre une quantité d'acide devenue trop faible pour s'opposer à la pullulation des germes venus de l'extérieur ou présents dans les objets de pansement.

« D'après cela, on pouvait admettre que la gaze dont nons nous servons, forcément préparée depuis un certain temps, avait perdu une partie, sinon la totalité, de son acide phénique, de sorte que, mise en contact avec les plaies, elle n'était plus capable de neutraliser l'action des germes qui s'y trouvaient, soit qu'ils vinssent de l'atmosphère, soit qu'ils existassent déjà antérieurement dans les objets de pansement. »

Les prévisions du maître furent confirmées par M. Arloing qui constata que non seulement les objets rendus aseptiques ne mettaient pas obstacle au développement des germes mais devenaient eux-mêmes leur point de départ ; ils les renfermaient dans leur sein. Les opérations avaient été faites pour le coton benzoïque et l'ouate salicylée ; des recherches subséquentes ont démontré que les préparations au sublimé conservent pendant un temps plus long leur pouvoir antiseptique et que mises dans des ballons stérilisés elles ne les troublent pas.

« Pour remédier à ces inconvénients, il faut avant tout obtenir une stérilisation absolue des objets de pansement, quitte à les imprégner ou non, suivant les indications, de substances antiseptiques.

« Nous songeâmes immédiatement au chauffage qui nous avait donné de si bons résultats comme moyen de stérilisation des instruments de chirurgie. Nos premiers essais il est vrai, ne furent pas très encourageants ; mais nous nous servions de la chaleur sèche, et nos objets de pansement était ainsi plus ou moins détériorés ; les cotons en particulier, étaient absolument roussis. C'est alors que M. Arloing nous donna le conseil d'employer la vapeur sous pression. Au moyen de l'autoclave Chamberland il fut facile de s'assurer que les objets de pansement restaient absolument intacts à une température variant entre 115° et 120°. »

Des recherches entreprises par M. Adenot, interne des hôpitaux, sur la stérilisation des virus même les plus résistants,il est résulté le fait suivant, c'est que : *tous les virus qui avaient passé par l'autoclave sont restés absolument inactifs.*

Nous allons donner maintenant, telle qu'elle est faite par M. Tripier, la description du mode de procéder dans la stérilisation de la gaze et du coton (1).

« Les paquets de coton ou de gaze sont rangés soigneusement dans le panier intérieur de l'autoclave, de

(1) *Lyon Médical*, 11 décembre 1887.

façon à ce que la vapeur d'eau puisse circuler librement. L'autoclave est fermé et l'on porte la température entre 115° et 120° pendant *vingt* minutes. Toutefois, au bout de dix minutes, on ouvre le robinet purgeur afin d'entraîner au dehors l'air compris entre les flammèches de coton ou les pièces de gaze. C'est un moyen de rendre l'action stérilisante plus complète. L'opération achevée, on ouvre l'autoclave et l'on retire le panier. Une simple exposition à l'air suffirait pour sécher les objets de pansement qui sont imprégnés de vapeur d'eau, mais il faudrait être dans un milieu aseptique, et encore on n'aurait pas de garanties suffisantes. »

« Sur les indications de M. Arloing, nous avons fait construire un appareil qui sert à la fois de séchoir et de magasin pour les objets stérilisés. Cet appareil est une sorte de grand fourneau en tôle chauffé avec une lampe à gaz. Il renferme trois récipients en cuivre rouge, dont la capacité intérieure est calculée pour recevoir un panier en fil de laiton rempli de coton ou de gaze chauffés. Les récipients sont exactement fermés par un couvercle à large rebord, muni à son centre d'un évent pour laisser échapper la vapeur d'eau. Cet évent est garni d'un opercule métallique à mouvement horizontal, et d'un second couvercle formé d'une couche de coton pour empêcher la pénétration des germes. Enfin, chaque récipient est muni d'un régulateur à mercure qui tient sous sa dépendance la portion de rampe à gaz destinée à son chauffage. »

« Il est maintenant facile de comprendre le mécanisme. A la fin de chaque séance de stérilisation, un des récipients du séchoir magasin reçoit le panier garni des objets de pansement qui sort de l'autoclave. La rampe à gaz est allumée. La température s'élève à 100° et se maintient à ce chiffre grâce au jeu du régulateur. L'évent du récipient étant ouvert, la vapeur d'eau qui imprègne le coton s'échappe entièrement. Le coton et la gaze se dessèchent donc à une température qui est elle-même stérilisante, surtout dans une atmosphère primitivement humide. Quand la dessication est obtenue, on éteint la rampe à gaz, on ferme l'évent du récipient avec l'opercule métallique et on laisse en place le *coton couvercle*, si bien que l'air rentre dans le récipient pendant le refroidissement, se filtre à travers le coton et y laisse les germes qu'il contient. Les cotons et gaze stérilisés forment donc une provision abritée contre les impuretés de l'atmosphère et dans laquelle on puise au fur et à mesure des besoins du service. »

Comme on le voit par cet exposé, toutes les précautions même les plus minutieuses ont été prises pour assurer le succès d'une entreprise qui n'a fait que se confirmer de plus en plus chaque jour. Parti de haut, l'exemple a été suivi par de nombreux imitateurs et l'on a essayé de rendre possible, dans la clientèle privée, ce qui n'était praticable que pour les grands hôpitaux.

M. le docteur Debacker (de Roubaix) (1) a fait construire un *stérilisateur portatif* ayant la forme d'une boîte dans laquelle on peut déposer les instruments et les objets de pansement quelque temps avant de s'en servir. Cette boîte est renfermée dans une sorte de marmite contenant de la paraffine, substance qui est solide

(1) *Revue spéciale de l'antisepsie*, 15 avril 1888, n° 1.

à la température ordinaire, fusible à 43° et volatilisable à
300°. Ce sont ces propriétés physiques qui ont déterminé
le choix de l'auteur, de préférence aux autres substances et particulièrement à l'huile qui tache et peut créer
des inconvénients. Deux thermomètres indiquent : l'un
la température de la paraffine soumise à l'ébullition,
l'autre la température de l'étuve qui renferme les objets
de pansement et que l'on maintient, pendant un certain
temps, entre 115° et 130°. La stérilisation est donc obtenue par la chaleur sèche, et le docteur Debacker trouve
dans cette dernière l'avantage de ne pas dissoudre les substances antiseptiques comme le fait la vapeur sous pression.
Connaissant la sûreté plus grande fournie par la vapeur
sous pression, dans la stérilisation, nous n'insisterons
pas, mais nous ferons remarquer que si la résine, par
exemple, dans la gaze phéniquée ordinaire, fond à la
température du corps et permet à l'acide de s'évaporer,
il en sera de même à plus forte raison à une température
bien supérieure. Les inconvénients seront donc identiques par la chaleur sèche et par la vapeur sous pression, mais comme il s'agit avant tout d'obtenir une stérilisation absolue, nous préférons nous adresser à cette
dernière. D'ailleurs sans sacrifier, comme on l'a dit,
l'antisepsie à l'asepsie, on pourra toujours, suivant son
désir, imprégner ou non les objets de pansement de
substances antiseptiques. Tel est l'avis qui a été émis
par notre maître, avis conforme à sa pratique et que
nous partageons pleinement, persuadé que l'asepsie doit
toujours occuper le premier rang et être continuellement l'objet de notre sollicitude.

## § IX. — De l'eau

L'eau est d'un usage journalier et fréquent dans les salles de chirurgie ; elle est utile non seulement à l'opérateur et à ses aides pour se laver les mains, mais elle est encore employée dans la désinfection du malade, le lavage des plaies ; elle sert de véhicule à toutes les solutions antiseptiques. Par conséquent, à cause de son contact intime avec les plaies et avec tout ce qui peut les atteindre d'une façon plus ou moins directe, elle devait préoccuper l'esprit du praticien et le conduire à la recherche de moyens efficaces pour la priver de son action nuisible en agissant directement sur les microbes qu'elle renferme dans son sein.

Un des premiers procédés mis en pratique a consisté tout d'abord à la faire bouillir. Mais, comme le dit M. Tripier : « Outre que l'ébullition à la pression normale ne permet pas de compter sur la destruction de tous les germes, ce procédé implique des transvasements plus ou moins nombreux depuis la sortie du bouilleur jusqu'au moment où l'eau est utilisée, et il expose à des chances nombreuses de contamination, à moins de stériliser tous les récipients, opération difficile et par cela même peu pratique dans un service de chirurgie. » (1).

Nous pensons toutefois que l'on pourrait peut-être encore tirer un certain profit de l'ébullition en n'utilisant qu'un seul bouilleur et qu'un seul récipient. Pour obtenir un pareil résultat, au lieu de se servir de l'eau bouillie, on ne tirerait parti que de la vapeur d'eau con-

(1) *Lyon Médical*, 11 décembre 1887.

densée arrivant dans un récipient d'où elle serait dirigée sur les plaies à l'aide de tubes en caoutchouc. L'appareil ayant été stérilisé une fois pour toutes, son fonctionnement serait régulièrement établi et l'on aurait évité toute chance de contamination en évitant tout contact avec l'air.

Cette idée nous a été suggérée par la connaissance que nous avions de la pratique suivie à bord des navires où la vapeur d'eau est employée comme calorique avant d'être utilisée comme eau potable dans toutes les colonies où les eaux prises dans les fleuves sont vaseuses et réputées malsaines. Il existe d'ailleurs nombre de maisons chauffées à la vapeur où l'on aurait tout bénéfice et tout avantage à profiter d'une installation préexistante.

Quels en seraient les résultats? Il faut attendre la réponse de l'expérience qui, seule, est souveraine en pareille matière.

La filtration de l'eau n'est pas de date récente, mais elle a acquis une telle importance par suite du perfectionnement apporté dans les appareils, qu'elle occupe aujourd'hui un des premiers rangs parmi les procédés de stérilisation. Il y a eu dès le début une sorte d'engouement qui tend à disparaître quelque peu, mais qui persistera encore longtemps—moins prononcé peut-être— à cause des réels services qu'elle ne cessera de rendre. Nous n'avons pas l'intention de décrire tous les filtres, nous nous occuperons tout particulièrement de celui de Chamberland qui est le plus répandu. Voici ce qu'en dit Maunoury à propos de l'installation de l'hôpital de Chartres: « Il peut fort bien débarrasser l'eau de ses germes, mais elle arrive dans un baril qui, vu son volume, ne peut être stérilisé. Quand bien même il pourrait l'être, il ne le resterait pas longtemps à cause du robinet d'écoulement et de la large ouverture supérieure qui ne peut pas toujours être bouchée avec rigueur. Il en est résulté que pendant les grandes chaleurs de l'été, de juillet à septembre, on n'a pu conserver d'eau un certain temps dans un baril sans voir se développer sur ses parois une couche mince d'algues vertes. J'ai cherché tous les moyens de l'en débarrasser ; je l'ai lavé avec une solution forte d'acide phénique, puis avec une solution de sublimé ; lorsque j'y remettais ensuite de l'eau filtrée, toujours le même phénomène se reproduisait. Nous en serons peut-être réduits à ne plus filtrer l'eau que la veille ou le matin de l'opération, ce qui, étant donné le débit assez considérable du filtre, serait assez pratique ; ou bien on pourrait se servir d'un petit baril d'une dizaine de litres qu'il serait plus facile de maintenir stérilisé. En ce moment, je fais autre chose, toute l'eau filtrée qui doit servir est bouillie préalablement sur un fourneau à gaz. Il ne faudrait pas cependant exagérer les difficultés et les dangers, et il est probable que, même contenant des algues, cette eau filtrée ne renferme pas d'éléments pathogènes. (1).

Dans la salle de clinique chirurgicale de M. le professeur L. Tripier, la stérilisation est aussi recherchée à l'aide du filtre Chamberland. « Au point où le tube adducteur, rempli d'eau de la Compagnie, aborde la salle d'opérations, se trouve un jeu de bougies pleines Chamberland. Ces bougies filtrent 400 litres d'eau en 24 heu-

(1) *Progrès Médical,* n° 6, 1887.

res. Elles déversent leur contenu dans un réservoir de 100 litres, qui est privé de toute communication avec l'atmosphère, excepté par le haut, où se trouve un orifice surmonté d'un tube évasé et rempli de coton qui fait lui-même office de filtre pour l'air ambiant ».

« A la sortie du réservoir, l'eau prend deux voies distinctes : d'un côté elle se rend directement par des tubes rigides ou souples dans les ajutages de différentes formes, qui la déversent sur les plaies ; de l'autre, elle passe dans un tube sur le trajet duquel se trouve un chauffeur à gaz spécial qui permet de lui donner une température plus ou moins élevée, depuis 30° jusqu'à 70° et même 100°. Nous avons fait placer un troisième tube, qui sert à alimenter un réservoir contenant de la solution phéniquée faible. Un orifice pratiqué sur la paroi supérieure de la caisse, et surmonté d'un tube évasé garni de coton, sert à la filtration de l'air. Deux gros tubes de caoutchouc partant de la paroi inférieure, conduisent le liquide dans les embouts qui servent au lavage des plaies. Dans notre nouvelle salle d'opérations, nous comptons avoir une série de réservoirs analogues pour les différentes solutions antiseptiques : borique, salicylique, sublimé, chlorure de zinc, etc. De cette façon, on diminue la main-d'œuvre, et par cela même, les chances de contagion » (1).

Dans cette installation, très heureuse et fort bien combinée pour les besoins du service, tout avait été prévu pour assurer à l'eau, à sa sortie du filtre, un parcours pendant lequel elle devait demeurer pure de tout contact

---

(1) *Lyon Médical*, 11 décembre 1887.

avec un air ambiant malsain. Les tubes adducteurs avaient été désinfectés, toutes les ouvertures soigneusement bouchées avec du coton, rien n'avait été négligé de ce qui pouvait contribuer au succès de l'entreprise. Et cependant, dès les premières expériences, on s'est aperçu que l'eau filtrée n'était pas stérilisée, qu'elle renfermait des micro-organismes ; c'est que le mal était profond, les bougies ne remplissaient pas exactement tout leur but, et seules devaient être incriminées. Ceci ressort d'ailleurs des recherches de M. Dor, préparateur du laboratoire de la clinique chirurgicale. Le résultat en a été exposé par M. Tripier, le 4 juillet, devant la Société des sciences médicales de Lyon, il paraîtra dans le *Lyon Médical* de la semaine prochaine, et, si nous le publions aujourd'hui, c'est grâce à bienveillance du professeur, qui a bien voulu nous en communiquer le texte et nous rendre une fois de plus témoin de sa constante sollicitude pour ses élèves.

« Nos expériences ont été faites avec les bougies F et B que nous a fournies M. Gourd, dépositaire à Lyon des bougies Chamberland, système Pasteur. Au début, nous avons eu des bougies prises au hasard, mais, lorsque nos premiers essais nous eurent donné de mauvais résultats, nous avons fait venir de Paris, par l'intermédiaire de M. Gourd, des bougies dures qui ont été choisies parmi les plus compactes, et que le constructeur considérait comme devant offrir toutes les conditions de garantie.

Avant d'exposer le résultat de nos expériences définitives, nous désirons dire en quelques mots comment nous avons été amenés à douter des filtres.

Dans la salle de chirurgie de M. le professeur Léon
Tripier, à l'Hôtel-Dieu, se trouve un grand réservoir
dans lequel nous recevions l'eau filtrée par un jeu de
7 bougies et, comme l'eau y séjourne assez longtemps,
nous voulions savoir si des germes venus du dehors ne
se développaient pas dans ce réservoir et si les précautions prises étaient suffisantes. Nous avons donc prélevé
une petite quantité de cette eau et nous l'avons déposée
par 10 et 20 gouttes dans des ballons de bouillon. Dès le
lendemain, tous nos ballons étaient troublés. Nous avons
alors répété cette expérience en nous plaçant dans des
conditions différentes et nous avons trouvé le même
résultat.

M. le professeur Arloing nous a alors conseillé de
remplir le réservoir, les tuyaux et le filtre avec une
solution d'acide phénique à 50 pour 1000 pendant 24 heures et après cela nous avons laissé couler l'eau pendant
deux jours. Nous avons procédé à une numération des
bacilles et nous avons constaté avec étonnement qu'il
restait de 6 à 8,000 microbes par litre, alors que l'eau
non filtrée en renfermait 50,000. Sur les conseils de
M. Arloing, nous avons procédé à une stérilisation bien
meilleure : nous avons eu recours à la chaleur. Après
avoir démonté le réservoir et les tuyaux, nous avons
porté le tout dans la grande étuve à stérilisation de
l'Hôtel-Dieu où nous avons laissé ces appareils pendant
une heure à 150° ; nous avions au préalable bouché tous
les orifices avec des tampons de coton. D'autre part, nous
avons porté le filtre tout entier, avec les bougies, dans
l'autoclave de Chamberland où il est resté pendant une
heure à 120°. Nous avons replacé toutes les pièces en

usant des précautions habituelles et, après avoir laissé
couler l'eau pendant 2 heures, nous en avons laissé
tomber quelques gouttes dans une série de ballons. Nous
avons constaté qu'il restait environ 1,000 microbes et,
chose curieuse, il s'agissait presque exclusivement du
bacillus fluorescens.

Nous avons cherché alors quel antiseptique détruisait
le mieux ce bacille et nous nous sommes arrêté au
sublimé. Nous en avons rempli tout le réservoir et, malgré cela, 24 heures après l'évacuation de l'antiseptique,
nous avons constaté encore la présence de germes très
nombreux.

C'est alors que nous avons eu l'idée de vérifier l'exactitude des faits observés par M. Miquel et nous avons
cherché à nous rendre compte de l'efficacité de la bougie
elle-même. Nous avons stérilisé le filtre à 7 bougies à
120° pour la seconde fois ; le tube de dégagement avait
été bouché avec un tampon de coton. A peine le filtre
refroidi, nous avons recueilli de l'eau à sa sortie et ensemencé 6 ballons avec 10 gouttes dans chaque ; tous
ces ballons étaient troublés le lendemain. C'est alors que
nous avons fait poser à l'Hôtel-Dieu un filtre à une seule
bougie afin de pouvoir faire des recherches plus rigoureuses.

Nos expériences ont été faites avec les précautions
suivantes :

Les bougies étaient introduites dans une chemise métallique disposée sous un robinet d'eau qui pouvait, à
notre choix, nous donner une pression de 1/5 d'atmosphère ou de 2 1/2 à 3 atmosphères.

Nous avons toujours eu soin de stériliser les bougies

dans l'autoclave Chamberland à 120° pendant une demi-heure et de boucher soigneusement la tetine avec un tampon de coton ; nous avons entouré de coton toute la bougie.

Nous attendions que la bougie fût froide avant de l'introduire dans la chemise métallique et, une fois qu'elle était introduite, nous flambions à la lampe à alcool tous les points qui pouvaient être suspectés d'apporter des germes c'est-à-dire la tetine, la chemise métallique, le robinet et les tuyaux d'arrivée de l'eau. Puis, nous enlevions sous la lampe à alcool le tampon de coton et lentement nous ouvrions le robinet. L'eau s'écoulait goutte à goutte ou en filet, et nous avons toujours eu soin de constater que la fermeture était hermétique, qu'il ne passait pas de liquide le long des parois extérieures de la tetine. Nous recueillions toujours directement l'eau dans des ballons de bouillon qui avaient séjourné plusieurs jours à l'étuve, et nous recevions dans chaque ballon de 5 à 100 gouttes.

Dans une première expérience, nous avons recueilli dans un ballon 20 gouttes, dans un autre 50 et dans un troisième 100 gouttes. Nous avons répété cette expérience sur 10 bougies ; ce qui fait un total de 30 ballons employés. De ces ballons 25 se troublèrent ; avec une seule bougie nous avons trouvé que tous les ballons étaient limpides.

M. Arloing voulut bien nous assister dans une deuxième série d'expériences dont voici les résultats :

Nous avons pris 10 ballons de bouillon qui avaient au préalable passé 15 jours à l'étuve. Nous avons pris la bougie n° 6 que, dans notre expérience précédente, nous avions trouvée être très bonne et qui ne laissait passer aucun microbe. Nous avons porté cette bougie à 120° dans l'autoclave Chamberland pendant 3/4 d'heure, après avoir bouché avec un tampon de coton l'orifice intérieur du mamelon ; nous l'avons mise dans la chemise métallique et nous avons ouvert le robinet sous une pression de 1/5 d'atmosphère.

Au bout de quelques minutes, nous avons enlevé le tampon de coton, flambé vigoureusement le mamelon et nous avons recueilli 4 gouttes dans 5 ballons et 8 gouttes dans 5 autres.

Tous ces ballons sont restés stériles, ce qui prouve que notre bougie n° 6 filtrait effectivement tous les microbes. Mais, lorsque nous avons répété cette expérience sur 10 bougies qui paraissaient toutes très bonnes à un simple examen extérieur, nous trouvions toujours que sur 10 ballons ensemencés dans les mêmes conditions, il s'en troublait de 1 à 5 et nous n'avons retrouvé qu'une seule autre bougie qui filtrait réellement.

En faisant un calcul très simple, on peut en déduire qu'il passait environ de 1000 à 3000 microbes par litre au lieu de 40 à 60000.

Donc, la bougie Chamberland retient incontestable-la grande majorité des microbes de l'eau, mais elle en laisse passer quelques-uns.

Or, que l'on songe à la façon dont ces résultats ont été obtenus ; il s'agissait de bougies sortant d'un autoclave. Est-ce que dans la pratique on rencontre souvent un dispositif semblable ? En aucune façon, les bougies séjournent pendant des mois entiers dans le filtre sans qu'on le stérilise ; il est seulement recommandé de laver l'intérieur de la bougie tous les huit jours. Aussi, que se passe-t-il ? c'est que les microbes parvenus à l'intérieur de la bougie vont se développer à l'aise et tapisseront toute la paroi de l'appareil. Dans ces conditions, qui sont les conditions réellement pratiques, il arrive tout naturellement que l'eau contient un nombre considérable de germes. En effet, si au lieu de faire l'expérience d'après les principes que nous avons exposés tout à l'heure, on se borne simplement à flamber la tetine d'une bougie qui filtre depuis plusieurs jours, et qu'on recueille l'eau à sa sortie dans des ballons de bouillon, il sera facile de se convaincre que chaque goutte renferme au moins un microbe, et que pour les usages de l'antisepsie cette eau est tout à fait à rejeter. Nous ferons remarquer que nous avons constaté la présence de germes, dans ces conditions, dans une eau filtrée par des bougies que nous avions trouvées bonnes lorsqu'elles étaient à l'étuve. Le premier microbe est-il venu à travers le filtre ou par l'orifice inférieur de la bougie ? Nous ne voulons rien affirmer, mais c'est bien à la première hypothèse que nous nous rangeons, car nous avions pris beaucoup de précautions pour empêcher la contamination par l'air extérieur. »

Quelle est, au point de vue pratique, la conclusion que nous devions tirer de toutes ces expériences ? Comme le dit M. Tripier, nous ne saurions accepter une eau qui renferme des germes, un appareil qui ne peut réaliser toutes les conditions que nous sommes en droit d'exiger pour atteindre notre but : l'asepsie. L'eau passée au filtre Chamberland sera donc formellement rejetée dans les cas d'ovariotomie, d'opérations qui se pratiquent sur le goître, et dans lesquelles il est préférable de ne pas avoir recours aux antiseptiques.

Mais, si le filtre Chamberland ne peut nous donner pour l'eau cette même stérilisation que nous avons obtenue pour les objets de pansement, à l'aide de l'autoclave, s'en suit-il que nous devions le décrier et le rejeter d'une façon absolue? Loin de nous cette pensée, car il a rendu de trop grands services au point de vue de l'hygiène publique, et nous ne voudrions nullement être la cause du plus léger obstacle dans l'extension de sa sphère bienfaisante. S'il ne peut nous fournir une eau exempte de microbes, le nombre de ceux qu'elle renferme est tout à fait infime à côté de celui que l'on découvre dans l'eau ordinaire. Aussi, les premiers, nous profiterons de cet avantage, et à l'exemple de notre maître, qui en fait un usage constant, nous conseillerons son emploi dans la préparation des solutions antiseptiques.

Sur les conseils de M. Arloing et pour triompher d'une difficulté persistante, M. le professeur L. Tripier a eu recours à la vapeur sous pression. « A cet effet, il se sert d'un ballon en verre, aplati à sa partie inférieure et offrant une capacité de 2 litres environ. Il est muni de deux tubes en verre très courts dont l'un présente à son extrémité libre un renflement rempli de coton pour la filtration de l'air et dont l'autre reçoit un tube de caoutchouc sur lequel on place une pince de Morh. On le remplit incomplètement d'eau pour que les deux tubes ne plongent pas dans le liquide. Ceci fait, on le place dans l'autoclave Chamberland, on porte la température à 120° et, l'opération achevée, on retire le ballon de l'appareil. Lorsqu'on veut s'en servir, il suffit d'incliner le récipient et on règle l'écoulément de l'eau en pressant plus ou moins sur le tube de caoutchouc. Veut-on cesser l'arrosage ? on place la pince de Mohr et l'on redresse le ballon ; de cette façon l'air extérieur ne peut pas rentrer. Il est facile de préparer à l'avance une demi-douzaine de ballons de façon à ne jamais être pris au dépourvu. »

« La seule objection, c'est qu'on ne peut pas disposer ainsi d'une grande quantité d'eau stérilisée. » (1)

A l'instigation de M. le professeur Tripier et avec le concours de M. Barbier, interne des hôpitaux, provisoirement chargé du laboratoire de la clinique chirurgicale, nous avons entrepris diverses expériences afin de nous rendre compte de l'effet de la vapeur sous pression sur l'eau qui est renfermée dans les ballons de verre déjà décrits.

Voici le résultat de nos recherches :

### Première série d'expériences

Pus vulgaire.

2 juillet.—On recueille, sans précautions, du pus sur une plaie de la main ; une goutte de ce pus sert à ensemencer un ballon de bouillon de bœuf stérilisé. Ce ballon n° 1 est placé à l'étuve réglée à 38° par le régulateur Chauveau.

Le reste du pus, 2 c. c. environ, est mêlé à 200 ou 300 c. c. d'eau filtrée à la bougie Chamberland (2) et placé dans le récipient en verre à deux tubulures. Le liquide ainsi obtenu est placé dans l'autoclave où il est soumis pendant 20 minutes à une température de 120°.

Pour savoir si ce liquide infecté a été stérilisé par cette opération nous avons procédé à deux sortes d'expériences :

1° Des cultures dans le bouillon de bœuf peptonisé ;

<hr>

(1) *Lyon Médical.* 14 juillet 1888.

(2) Il a déjà été démontré que cette eau passée au filtre Chamberland, renfermait des microbes.

2° Des injections à des animaux.

*Cultures.* — 3 ballons sont ensemencés avec le liquide qu'il s'agit de démontrer stérilisé.

Ballon n° 2 : 10 gouttes.<br>
»    n° 3 : 20    »<br>
»    n° 4 :  5    »

Le ballon n° 1 trouble le lendemain.

Le ballon n° 3 reste limpide jusqu'au 6 juillet; à ce moment il sert à l'injection d'un rat.

Le ballon n° 2 reste clair pendant les premiers jours, puis il se fait, à la surface du bouillon, une pellicule mince qui, examinée au microscope, présente d'assez nombreux microcoques.

Le ballon n° 4 reste clair.

7 juillet.— Un rat blanc est rasé sur le flanc gauche.— Lavage au sublimé, — après avoir flambé au gaz la partie rasée et lavée, on injecte une 1/2 seringue de la culture du ballon n° 1, non passé à l'autoclave.

8-9. — Apparition d'un noyau induré qui augmente peu à peu de volume et devient douloureux.

11 juillet. — Autopsie de l'animal tué au chloroforme. Au niveau de l'injection : noyau induré du volume d'une noix avec 5 à 6 gouttes de pus caséeux au centre. Rien dans les plèvres, le poumon ni dans le péritoine, ni dans les articulations.

6 juillet. — Un cobaye avait été injecté avec le contenu du ballon n° 3 resté limpide : 1 seringue dans le tissu cellulaire sous cutané et 2 dans le péritoine. Le lendemain de l'opération, les jours suivants et maintenant encore, cet animal se porte très bien ; il n'y a eu aucune réaction ni locale, ni générale.

Il résulte de cette première série d'expériences, que :

1° les cultures ne prouvent rien puisque 2 ballons sur 3 seulement sont restés clairs;

2° Les injections sur les animaux prouvent que les liquides étaient suffisamment stérilisés pour ne pas produire d'abcès.

## Deuxième série d'expériences

Pus de plaie mêlé à de l'eau et laissé à l'air pendant 3 jours.

2 juillet. — Avec une goutte de ce mélange on ensemence un ballon qui est porté à l'étuve à 38°.

Ce ballon n° 1 trouble dès le lendemain.

Le reste du liquide est mêlé à 2 à 300 grammes d'eau filtrée et le mélange placé dans l'autoclave où il est soumis à 120° pendant 20 minutes.

A la sortie de l'autoclave, 3 ballons sont ensemencés avec ce liquide :

> Ballon n° 2 : 10 gouttes.
> » n° 3 : 3 »
> » n° 4 : 5 »

Ces ballons sont restés absolument clairs jusqu'au 10 juillet. Peu à peu un léger nuage se forme quand on agite le ballon. Ce nuage, dû à un très léger dépôt formé par le bouillon, existe également dans nos bouillons préparés le même jour et non ensemencés ; l'examen microscopique démontre qu'il ne contient pas de microbes.

12-13 juillet. — Mêmes résultats.

Le 7 juillet, un rat blanc reçoit sous la peau du flanc droit une 1/2 seringue du liquide resté clair du ballon n° 4.

Pas de réaction locale ni générale jusqu'au 13 juillet. Ce jour là il est tué au chloroforme et on ne trouve absolument pas de traces de l'injection, ni noyau induré, ni suppuration, pas de lésions des organes importants.

10 juillet. — Un rat reçoit dans le péritoine une 1/2 seringue de la culture du ballon n° 1 (non porté à l'autoclave).

12 juillet. — Ce rat est tué et voici ce qui résulte de l'autopsie : l'injection n'a pas pénétré dans le péritoine, mais seulement jusqu'à sa face externe. On trouve, au niveau du point injecté, trois petits abcès du volume d'un petit pois, situés dans le tissu sous péritonéal. Le péritoine qui recouvre ces collections purulentes est injecté, et l'inflammation paraît s'étendre à 1 cent. 1/2 ou 2 cent. de ces points. De plus, l'injection ayant été faite dans la région hépatique, la surface externe du lobe inférieur du foie se

trouve en rapport avec ces petits abcès ; cette surface est rouge, injectée et contraste nettement avec le reste de l'organe.

Rien dans les poumons, les reins et les plèvres.

De ces faits il résulte :

1° Que le liquide qui a produit ces abcès a perdu, par les manœuvres qu'on lui a fait subir, la propriété de faire du pus.

2° Que le même liquide, qui, avant d'être stérilisé, troublait nettement les bouillons de culture, a perdu ces propriétés en passant à l'autoclave.

Dans cette expérience, la stérilisation semble donc avoir été parfaite.

### Troisième série d'expériences

Une belle culture de staphylococcus aureus est mêlée à de l'eau et portée à l'autoclave à 120° pendant 20 minutes.

Le 10 juillet, ensemencement d'un ballon avec 20 gouttes de ce liquide.

11-12-13 juillet. — Très léger nuage au fond du ballon ; l'examen microscopique est négatif.

Avec le même liquide, le même jour, à la sortie de l'autoclave on injecte 2 seringues dans le péritoine d'un rat, et 2 seringues dans le tissu cellulaire sous cutané du même animal.

L'animal n'a jamais cessé de très bien se porter.

13 juillet. — L'autopsie ne révèle absolument aucune lésion ni du côté du tissu cellulaire, ni du côté du péritoine et des organes importants.

Dans cette expérience encore, la stérilisation semble avoir été complète.

### Quatrième série d'expériences

Un ballon de bouillon stérilisé est placé pendant une demi-journée à l'air dans une salle de clinique de l'Hôtel-Dieu (salle Saint-Louis).

Le soir même, le ballon placé à l'étuve trouble fortement et le contenu répand une odeur forte de viande gâtée.

Cette culture était certainement très septique, car l'ensemencement d'une petite colonie (développée sur la gélatine) sur d'autres tubes de gélatine (suivant la méthode d'Esmarck), a donné sur les 2 premiers de ces tubes des quantités considérables de belles colonies.

10 juillet. - Le ballon qui contient la culture première est vidé dans un récipient de verre et mêlé à de l'eau filtrée. Le mélange est porté à 120° dans l'autoclave pendant 20 minutes.

Un ballon est ensemencé avec 50 gouttes de ce liquide stérilisé et reste clair jusqu'à ce jour, 13 juillet.

Un rat blanc reçoit de ce liquide une seringue de Pravaz dans le péritoine et 2 seringues dans le tissu cellulaire sous-cutané.

13 juillet. — L'autopsie ne dévoile absolument aucune lésion ni du côté du tissu cellulaire, ni du côté du péritoine.

Cette expérience semble prouver que la stérilisation a été complète.

### Cinquième série d'expériences

L'eau passée au filtre Chamberland est recueillie dans les récipients de verre déjà décrits et portée à l'autoclave.

Tous les ballons de bouillon ensemencés avec cette eau, sont restés stériles lorsque l'expérience a été faite dans des conditions d'asepsie convenables. L'un de ces ballons, ensemencé le 10 juillet avec le liquide d'un de ces récipients, conservé depuis 15 jours après la stérilisation, à la clinique de M. le professeur Tripier, est encore actuellement absolument limpide.

De toutes ces expériences il nous semble qu'on peut conclure :

1° L'eau filtrée à la bougie Chamberland, semble

être rendue absolument aseptique par le passage à l'autoclave à la température de 120° pendant 20 minutes.

2° D'autres liquides septiques ont paru, après la même opération, être également stérilisés.

Dans les nouveaux bâtiments qui lui sont destinés, M. le professeur Tripier compte faire installer un générateur de vapeur muni d'un appareil de condensation qui sera lui-même en communication avec un réservoir pouvant contenir 3 à 4 hectolitres d'eau. Ce dernier aura été convenablement stérilisé et sera pourvu de tous les accessoires pour qu'on puisse lui faire des emprunts sans avoir à redouter *les germes extérieurs*.

Nous avons fait des expériences sur le filtre Maillié, mais elles sont trop contradictoires et trop incomplètes pour pouvoir être publiées. Cependant, elles sont suffisantes pour nous faire douter de l'absence absolue de tout microbe dans l'eau filtrée.

### § X. — Du pansement

Il nous semble logique de terminer ce travail par l'énoncé sommaire de la façon dont on pratique le pansement à la clinique chirurgicale de M. le professeur L. Tripier.

L'opération entièrement terminée, un dernier lavage à la solution phéniquée faible 25/1000 ou au sublimé 1/1000 balaye le champ opératoire. Un léger lavage permet de s'assurer du fonctionnement des drains et de l'absence d'hémorrhagie. On pulvérise alors de la poudre d'iodoforme sur la ligne des sutures et au niveau des orifices des drains que l'on recouvre ensuite de gaze iodoformée, froissée ou encore de gaze stérilisée, imprégnée d'iodoforme.

Du coton stérilisé, destiné à servir de matelas et de filtre tout à la fois, est disposé en couches assez épaisses et sur une étendue suffisante pour que la région opérée soit complètement à l'abri de toute chance d'infection périphérique. Dans la plupart des cas, une pièce de papier à la gutta, puis des bandes de tarlatane recouvrent et maintiennent ces pièces de pansement.

Nous n'énumérerons pas toutes les chances d'infection qui peuvent résulter de l'inattention ou de l'inexpérience des aides. Aseptiques pendant l'opération, aseptiques ils doivent être pendant le pansement. C'est dire qu'il est nécessaire de veiller avec soin à la permanence de l'asepsie des mains; un seul aide doit prendre les pièces de pansement dans les caisses où elles sont renfermées et les faire passer directement au chirurgien. Il ne faut donc pas les laisser exposées à l'air, et, à plus forte raison, les entreposer sur les draps, les couvertures ou n'importe quel meuble. Tout objet retiré du magasin ne doit plus y rentrer de crainte d'infection par contact. En prenant ces différentes précautions, on sauvegarde la vie du malade et l'on s'épargne bien des soucis. Quelques pansements suffisent pour arriver à la guérison complète, il est loin d'en être de même si le sujet a été infecté. Répétons-le ici : du premier pansement dépend le salut du blessé.

Sans envisager en détail les circonstances diverses qui

peuvent nécessiter le renouvellement du pansement, nous dirons que la température, l'absence ou l'existence de douleurs, de sécrétion, sont des guides précieux. Il est certain que si le malade n'a pas été infecté, au moment de l'opération, il ne le sera pas sous un pansement parfaitement aseptique. Dès lors, il n'est pas urgent de procéder au changement des pièces qui recouvrent la plaie s'il n'y a pas d'indications spéciales. M. le professeur Tripier considère comme telles, une élévation de température ou une sécrétion assez abondante pour traverser les diverses couches du pansement. Dans ce dernier cas, on peut craindre une infection de proche en proche gagnant des parties superficielles aux parties profondes.

Les conditions dans lesquelles on procèdera au nouveau pansement sont identiques aux précédentes. Le malade sera transporté dans la salle d'opérations et toutes les précautions seront prises pour assurer l'asepsie parfaite. Il est bien entendu que certaines opérations autoplastiques, abdominales, etc., peuvent offrir par elles-mêmes des indications particulières sur lesquelles nous n'avons pas à nous étendre (suppression des drains, ablation des sutures....... etc.).

Les solutions stérilisées, puis rendues antiseptiques par l'addition de diverses substances, rendront les plus grands services dans les cas de plaies infectées. Pour obtenir l'asepsie de ces dernières, on emploie les bains, les cataplasmes et l'irrigation antiseptiques. S'agit-il d'un phlegmon, d'un panaris à inciser, un ou plusieurs bains locaux tièdes avec la solution phéniquée à 25/1000, ou sublimé 1/3000, permettent une désinfection efficace. On pourra ensuite envelopper toute la région malade de

compresses de gaze stérilisée et trempée dans une des
solutions précédentes. Une enveloppe d e papier à la gutta
ou toute autre toile imperméable, puis une bande roulée,
constituent un excellent cataplasme antiseptique. On
peut même employer des grands bains antiseptiques, à la
condition de se servir de substances non toxiques. Nous
avons vu, dans le service de M. Gangolphe, utiliser avec
succès les bains boriqués (5 kilog. par bain), dans un cas
de phlegmon diffus de tout le membre inférieur longuement et profondément incisé au thermo-cautère.

Quand il s'agit d'une fracture compliquée de plaie,
d'un broiement des extrémités, l'irrigation continue est
véritablement héroïque. On choisira évidemment une
solution faible de préférence. Chez les enfants, chez les
vieillards, chez tous ceux qui sont débilités, l'acide phénique comme le sublimé sont dangereux. Les expériences de Bouchard ont particulièrement démontré l'action
néfaste du bichlorure dans les cas où les sujets sont
atteints d'affections rénales. L'albuminurie peut donc
être considérée comme une contre-indication absolue à
l'emploi de ce dernier agent. Ces considérations viennent encore à l'appui des idées que nous soutenons,
c'est-à-dire la supériorité de la méthode aseptique.

Dans les cas auxquels nous faisons allusion, nous
sommes obligés de recourir aux antiseptiques, et nous
tenons à rappeler qu'à côté de leurs effets utiles ils
présentent des inconvénients certains. Cette digression
ne paraîtra pas déplacée à tous ceux qui connaissent
les observations publiées sur ce point (1).

(1) *Accidents imputables à l'emploi chirurgical des antiseptiques.*
Dr Brun, thèse d'agrégation. Paris, 1886.

Il est facile d'installer l'irrigation. Un seau rempli d'une solution antiseptique faible et pourvu d'un long tube en caoutchouc amène constamment le liquide à la surface de la plaie à nu ou mieux recouverte de gaze froissée. Une toile cirée placée au-dessous du membre est disposée en forme de rigole pour laisser écouler le liquide dans un vase placé à côté de lui. On peut encore improviser cet appareil en suspendant au-dessus de la plaie un alcarazas ou tout autre vase poreux qui laisserait suinter goutte à goutte la solution antiseptique désinfectante. Nous n'avons pas à revenir sur la manière de pratiquer le pansement et l'on comprend qu'il nous est absolument impossible d'envisager successivement toutes les éventualités qui peuvent en amener le renouvellement plus ou moins fréquent. Notons cependant que la solution phéniquée forte, le sublimé 1/1000, l'iodoforme, sont les substances les plus efficaces et par suite les mieux à même d'arriver au but qu'on se propose.

# CONCLUSIONS

Il résulte des recherches expérimentales qu'aucune des substances actuellement employées ne peut être considérée comme un antiseptique absolu. Tel microbe, détruit par l'acide phénique, conservera toute sa virulence si on le met en contact avec l'acide salicylique par exemple. Le sublimé qui mérite, à juste titre, d'occuper le premier rang dans la série des antiseptiques, est absolument insuffisant pour détruire le microbe de la gangrène gazeuse Même au milieu des substances liquides ou solides chargées d'antiseptiques, on a pu trouver des microbes.

La chaleur seule permet d'obtenir une asepsie ou stérilisation complète. Il n'est pas exact de dire que l'eau bouillie est dépourvue de germes; ces derniers à l'état de spores sont seulement détruits par une température comprise entre $115^{\circ}$ et $120^{\circ}$ C'est donc à ce degré seulement que l'asepsie totale peut être assurée. Les microbes les plus résistants (charbon symptomatique, ostéomyélite infectieuse, gangrène gazeuse) sont sûrement détruits.

L'insuffisance des antiseptiques étant ainsi démontrée, il ne s'ensuit pas que l'on doive en repousser l'emploi ; on obtiendra le maximum de sécurité en associant ces substances à la méthode aseptique. Cette dernière doit servir de base à toute installation comme aussi à toute intervention chirurgicale . employée systématiquement dans les services hospitaliers, elle permet en outre de réaliser des économies considérables. (1)

---

(1) M. Fournie, pharmacien en chef de l'Hôtel-Dieu, a calculé que la somme ainsi économisée s'élèverait à 10,000 fr. par an. *Lyon Médical*, 1888.

La salle d'opérations sera rendue aseptique au moyen des conditions indiquées plus haut dans le courant de ce mémoire. Elle doit être pourvue d'une étuve à huile, d'un autoclave avec séchoir magasin; ces divers appareils serviront à obtenir l'asepsie des instruments, des fils à ligatures, drains et pièces de pansement.

Les éponges préparées suivant la méthode des ébullitions successives seront remplacées autant que possible par des tampons de ouate enveloppés de gaze et préalablement soumis à l'autoclave.

D'une manière générale, les filtres Chamberland peuvent être considérés comme rendant de grands services dans l'hygiène publique et nous ne voudrions pas nous élever contre leur emploi. Cependant, au point de vue où nous nous plaçons, ils nous paraissent insuffisants. Les expériences ont prouvé que l'eau ainsi filtrée pouvait troubler des ballons de culture.

La modification apportée par M. Maillié dans la confection de ces appareils paraît être également inefficace pour s'opposer au passage des microbes. Toutefois de nouvelles expériences nous paraissent nécessaires pour juger ce détail.

Un moyen qui paraît au-dessus de toute objection est celui indiqué par M. Tripier et qui consiste à utiliser l'eau soumise à une pression de 120°. Les récipients qui sont soumis à l'autoclave ne permettent d'obtenir qu'une petite provision d'eau. Dans sa nouvelle installation, M. le professeur L. Tripier fera usage d'un condensateur avec réservoir de plusieurs hectolitres permettant d'avoir à sa disposition une réserve considérable et d'obvier par conséquent à ce seul inconvénient.

# TABLE DES MATIÈRES

# DILATATEUR-GOUTTIÈRE

## De M. le professeur Léon TRIPIER

Cet instrument est destiné à faciliter tout à la fois la pratique des contre-ouvertures et l'établissement des drains.

Voici la façon de s'en servir :

**Premier temps.** — On introduit une sonde cannelée suffisamment forte par la première ouverture qui a été pratiquée dans un foyer ou une cavité quelconque, et on la fait pointer dans l'endroit où doit être établie la contre-ouverture; avec un bistouri ordinaire on incise la peau seule dans une étendue proportionnelle à la grosseur du drain qu'on se propose de placer. Il suffit de presser plus ou moins sur la sonde pour la faire sortir par l'ouverture.

(Sauf le cas où l'on se trouverait sur le trajet des vaisseaux principaux d'une région, ce qu'on peut et doit toujours éviter, il n'y a pas d'hémorragie à redouter.)

**Deuxième temps.** — Saisissant entre le pouce et l'index de la main gauche l'extrémité de la sonde, on l'attire à soi autant que

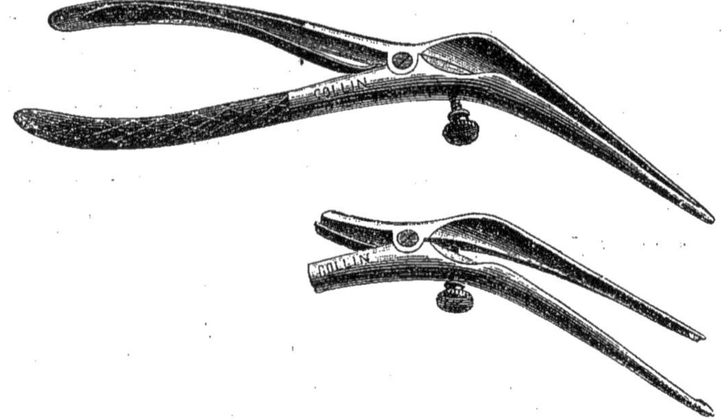

possible ; puis, prenant de la main droite le dilatateur-gouttière, les branches en haut, on engage son extrémité effilée dans la rainure de la sonde cannelée et on abaisse le manche de façon à placer les deux instruments dans une position voisine du parallélisme. Dès lors, il n'y a plus qu'à pousser le dilatateur sur la sonde tenue immobile pour le faire pénétrer aussi loin qu'on le désire.

(Si l'on présentait le dilatateur les branches en bas, elles se rencontreraient forcément, à un moment donné, avec l'extrémité correspondante de la sonde, ce qui ne laisserait pas que de gêner la manœuvre.)

**Troisième temps.** — Ceci fait, on retire la sonde cannelée et l'on retourne le dilatateur-gouttière de façon que les branches soient en bas; on n'aura plus qu'à rapprocher ces dernières pour dilater le trajet et par suite établir un canal suffisant pour loger le drain qu'on veut placer.

(L'instrument est conduit de telle sorte qu'avec la pression de la main on est toujours assuré de vaincre la résistance des parties molles, fussent les aponévroses les plus fortes, et cela sans crainte d'hémorragie.)

**Quatrième temps.** — Reste à placer le drain.

L'instrument est saisi de la main gauche et l'on presse sur les branches de façon à produire un écartement convenable ; il en résulte une véritable gouttière sur laquelle on conduit le drain au moyen de la pince de Lister.

Dès [lors on tire à soi le dilatateur-gouttière ; puis, la main gauche, devenue libre, saisit le drain qu'elle maintient en place ; on retire la pince et l'opération est achevée.

(Au besoin, on peut rendre fixe l'écartement des branches du dilatateur-gouttière en se servant de la vis de pression ; mais, avec un peu d'habitude, on arrive à s'en passer. Cependant, en l'absence d'aide, surtout si le malade n'est pas endormi, on facilitera toujours ainsi la manœuvre.)

Si, dans le premier temps, on ne pouvait pas procéder commodément de dedans au dehors, rien n'empêcherait de commencer par inciser la peau seule ; puis par cette ouverture on introduirait la sonde cannelée dont la pointe serait reçue sur le doigt placé dans la cavité, autrement dit, on agirait de dehors en dedans. Pour les autres temps il n'y a rien de changé.

# INSTALLATION DES APPAREILS A STÉRILISATION

**Des objets de pansement et des instruments à la clinique chirurgicale de la Faculté de médecine de Lyon (prof. Tripier).**

A — Projection horizontale de l'autoclave (syst. Chamberland). A' Coupe de l'autoclave pour la stérilisation des objets de pansement, à l'aide de la vapeur saturée à $+120°$ ; 1, enveloppe générale de l'appareil ; 2, brûleur à gaz ; 3, paroi de la marmite autoclave ; 3' panier en fil de cuivre pour déposer les objets à stériliser ; 4, coton à stériliser ; 5, couvercle de l'autoclave ; 6, soupape de sûreté ; 7, manomètre.

B — Séchoir magasin (face supérieure), 1, évent ouvert dans le couvercle d'un séchoir ; 1', évent fermé avec son volet métallique ; 1", évent fermé et protégé par un tampon de coton. B', séchoir magasin (coupe verticale) ; 1, séchoir ouvert libre à l'intérieur, montrant le régulateur R ; R', robinet conduisant le gaz du régulateur au brûleur D ; 2, un séchoir, muni de son couvercle C, et du panier en fil de cuivre P ; F, fumivore ; 3, séchoir, fermé, vide et montrant son fumivore F ; H, H, H, enveloppe métallique servant de support au séchoir magasin.

C — Bain d'huile pour la stérilisation des instruments (vue extérieure) ; 1, brûleur ; 2, régulateur ; 3, thermomètre ; 4, couvercle ;

C' — Coupe du bain d'huile ; 1, 2, 3, 4, 5, les divers compartiments du bain ; 6, bas-fond faisant communiquer les compartiments entre eux ; 7, 7, plaques de liège pour préserver la pointe des instruments ; 8, 8, paniers en fil de laiton pour immerger en masse les petits instruments.

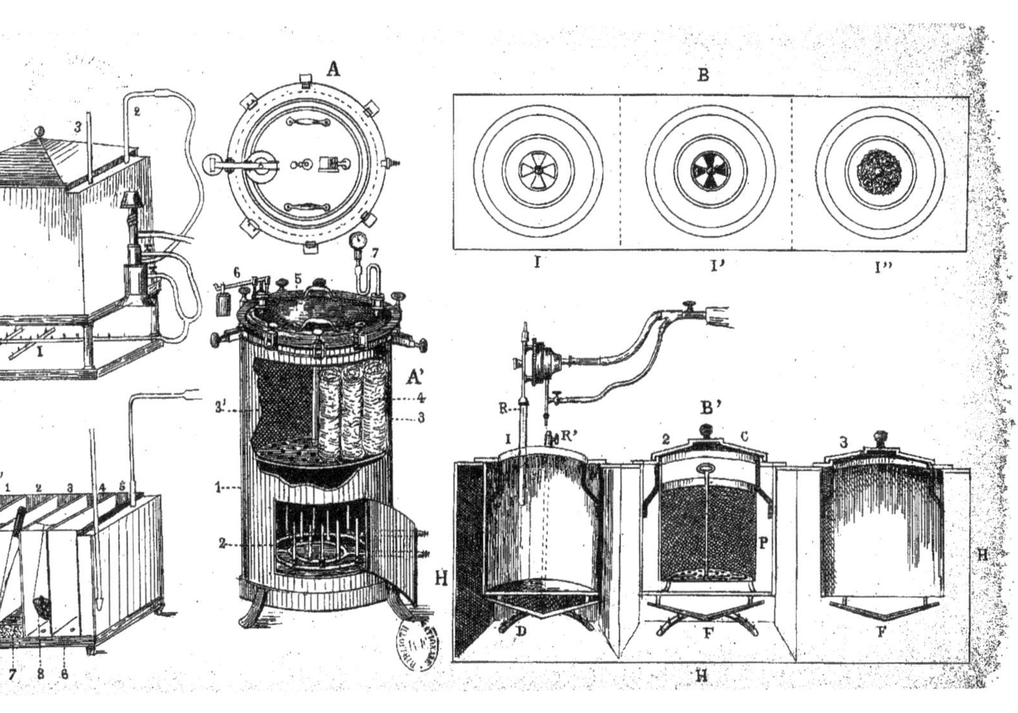
A
A'
B
I
I'
I''
B'
H
H
1
2
3
4
5
6
7
R
R'
C
P
D
F
F